# Ultrassonografia do Quadril Infantil

Revisão Técnica
**Giovanna Galvão Braga Motta**
Ultrassonografista Pediátrica
Mestre pela Universidade Federal de São Paulo (Unifesp)
Doutoranda pela Unifesp

**Natasha Vogel Majewski Rodrigues**
Ortopedista Pediátrica
Mestre em Ciências do Sistema Musculoesquelético da Faculdade de Medicina da Universidade de São Paulo (FMUSP)

**Susana dos Reis Braga**
Ortopedista Pediátrica
Mestre em Ortopedia pela Faculdade de Ciência Médicas da Santa Casa de São Paulo (FCMSCSP)
Doutoranda em Ciências da Saúde pela FCMSCSP

# Ultrassonografia do Quadril Infantil

Princípios, Implementações e Consequências Terapêuticas

**Reinhard Graf**
**Tamara Seidl**

Colaboradores
Julia Funk
André Hofer
Tanja Kraus
Thomas Spieß

7ª Edição Completamente Revisada

207 Ilustrações

Thieme
Rio de Janeiro • Stuttgart • New York • Delhi

**Dados Internacionais de Catalogação na Publicação (CIP)**
**(eDOC BRASIL, Belo Horizonte/MG)**

G736u
    Graf, Reinhard, 1946-.
    Ultrassonografia do quadril infantil: princípios, implementação e consequências terapêuticas/Reinhard Graf, Tamara Seidl; tradução Guilherme Monteiro. – 7.ed. – Rio de Janeiro, RJ: Thieme Revinter, 2023.

    16 x 23 cm
    Inclui bibliografia
    Título original: *Sonographie der Säuglingshüfte*
    ISBN    978-65-5572-214-7
    eISBN 978-65-5572-215-4

    1. Ultrassonografia. 2. Quadril – Ultrassonografia. 3. Crianças – Doenças – Diagnóstico. I. Seidl, Tamara. II. Monteiro, Guilherme. III. Título.

                                   CDD 618.92

Elaborado por Maurício Amormino Júnior – CRB6/2422

---

Copyright © 2022 of the original German language edition by Georg Thieme Verlag KG, Stuttgart, Germany.
Original title: Sonographie der Säuglingshüfte, 7/e, by Reinhard Graf and Tamara Seidl.

Copyright © 2022 do original em Alemão, de Georg Thieme Verlag KG, Stuttgart, Alemanha.
Título original: Sonographie der Säuglingshüfte, 7/e, de Reinhard Graf e Tamara Seidl.

© 2023 Thieme. All rights reserved.

Thieme Revinter Publicações Ltda.
Rua do Matoso, 170
Rio de Janeiro, RJ
CEP 20270-135, Brasil
http://www.ThiemeRevinter.com.br

Thieme USA
http://www.thieme.com

Design de Capa: © Thieme

Impresso no Brasil por Hawaii Gráfica e Editora Ltda
5 4 3 2 1
ISBN 978-65-5572-214-7

Também disponível como eBook:
eISBN 978-65-5572-215-4

---

**Nota:** O conhecimento médico está em constante evolução. À medida que a pesquisa e a experiência clínica ampliam o nosso saber, pode ser necessário alterar os métodos de tratamento e medicação. Os autores e editores deste material consultaram fontes tidas como confiáveis, a fim de fornecer informações completas e de acordo com os padrões aceitos no momento da publicação. No entanto, em vista da possibilidade de erro humano por parte dos autores, dos editores ou da casa editorial que traz à luz este trabalho, ou ainda de alterações no conhecimento médico, nem os autores, nem os editores, nem a casa editorial, nem qualquer outra parte que se tenha envolvido na elaboração deste material garantem que as informações aqui contidas sejam totalmente precisas ou completas; tampouco se responsabilizam por quaisquer erros ou omissões ou pelos resultados obtidos em consequência do uso de tais informações. É aconselhável que os leitores confirmem em outras fontes as informações aqui contidas. Sugere-se, por exemplo, que verifiquem a bula de cada medicamento que pretendam administrar, a fim de certificar-se de que as informações contidas nesta publicação são precisas e de que não houve mudanças na dose recomendada ou nas contraindicações. Esta recomendação é especialmente importante no caso de medicamentos novos ou pouco utilizados. Alguns dos nomes de produtos, patentes e design a que nos referimos neste livro são, na verdade, marcas registradas ou nomes protegidos pela legislação referente à propriedade intelectual, ainda que nem sempre o texto faça menção específica a esse fato. Portanto, a ocorrência de um nome sem a designação de sua propriedade não deve ser interpretada como uma indicação, por parte da editora, de que ele se encontra em domínio público.

Tradução:
GUILHERME MONTEIRO
Tradutor especializado em alemão

Revisão Técnica:
GIOVANNA GALVÃO BRAGA MOTTA
NATASHA VOGEL MAJEWSKI RODRIGUES
SUSANA DOS REIS BRAGA

Todos os direitos reservados. Nenhuma parte desta publicação poderá ser reproduzida ou transmitida por nenhum meio, impresso, eletrônico ou mecânico, incluindo fotocópia, gravação ou qualquer outro tipo de sistema de armazenamento e transmissão de informação, sem prévia autorização por escrito.

# Prefácio da 7ª Edição

Quando, após vários anos de pesquisa, a ultrassonografia do quadril foi apresentada pela primeira vez em um congresso em 1980, todos riram à beça: "Graf e seu buraco na cabeça do quadril!" Era impossível prever, na época, que a ultrassonografia de quadril seria utilizada ao redor do mundo. No entanto, isso só foi possível por meio do desenvolvimento e da análise de erros contínuos. É ainda mais surpreendente que erros cometidos por técnicas modificadas, que fizemos há 30 anos, levem a declarações do tipo: "a ultrassonografia do quadril não é segura; não é reproduzível."

A presente edição poderia ser abreviada: por enquanto, fatos aceitos podem omitir explicações demasiadamente longas. Aos interessados em ciência, as formas abreviadas e as referências bibliográficas são suficientes. Porém, fatos importantes são abordados repetidamente sob diferentes ângulos.

Nos padrões de hoje, a ultrassonografia do quadril não é adequada somente como um diagnóstico precoce de "deslocamentos", mas também como uma ferramenta para prevenir a descentralização por meio do diagnóstico e da terapia precoces. Por isso, as recomendações para terapia controlada por ultrassonografia na triagem neonatal foram alteradas, e a técnica de varredura foi continuamente melhorada. Técnicas de exame assistidas por computador também estão atualmente em desenvolvimento.

O catálogo de treinamento parece primitivo à primeira vista, porém foi criado a partir de experiências acumuladas por décadas por cursos realizados em diferentes países e deve auxiliar no desenvolvimento de um treinamento padronizado.

A presente obra deve servir como ajuda para o iniciante na aprendizagem do método, e como obra de referência para o avançado.

Reinhard Graf, Stolzalpe
Tamara Seidl, Bielefeld

Janeiro de 2022

*"Aquele, que acredita ter encontrado seu método, deve olhar para dentro de si e investigar minuciosamente se uma parte do seu cérebro não adormeceu. "*

Henry Ford

## Prefácio da 1ª Edição

A luxação congênita do quadril é de interesse tanto de ortopedistas quanto de pediatras e radiologistas em igual proporção. Por esta razão, a literatura acerca deste tema tornou-se bastante extensa e quase impossível de se negligenciar.

Se o presente compêndio amplia ainda mais a lista de referências bibliográficas, é porque a avaliação do quadril infantil, principalmente antes do terceiro mês de vida, não forneceu resultados absolutamente confiáveis com os recursos até aqui disponíveis.

Usando-se o exame sonográfico das articulações do quadril, será possível no futuro identificar e, principalmente, monitorar as articulações não ossificadas do quadril infantil ainda melhor do que antes. Tanto a falta de exposição à radiação quanto ao fato de ser um método não invasivo são vantagens significativas. Estimulados pelas publicações e comunicações pessoais entre Kramps e Lenschow em 1978, começamos a examinar sistematicamente o quadril infantil. Isso só foi possível porque o Instituto de Engenharia Eletrobiomédica da Universidade de Tecnologia de Graz, o Fundo para a Promoção da Pesquisa Científica de Viena, e a indústria nos patrocinaram e promoveram consideravelmente.

O progresso tecnológico dos últimos sete anos permitiu que os quadris infantis também pudessem ser examinados com dispositivos disponíveis comercialmente. O desenvolvimento está em curso. Como a ultrassonografia permite uma avaliação mais precisa de partes não ósseas do sistema musculoesquelético, ela logo ganhará importância para outros problemas em ortopedia.

O presente compêndio, que trata apenas do campo do quadril infantil, contém o estado atual do conhecimento. Todos os interessados têm a oportunidade de conhecer a tecnologia dos equipamentos atualmente disponíveis para o exame e, também, estudar a variedade de possibilidades da ultrassonografia do quadril infantil e suas fontes de erro.

Por fim, cabe-me a necessidade especial de salientar que nem sempre é possível tornar terapeuticamente utilizáveis as boas ideias que pairam no ar. No entanto, pelo trabalho de Reinhard Graf e seus colaboradores, foi possível substituir os critérios incertos usados na avaliação da luxação congênita da articulação do quadril ou displasia do quadril em recém-nascidos por um método exato, reprodutível, não invasivo e pouco estressante.

Estamos satisfeitos com este considerável sucesso e só podemos esperar que a ultrassonografia não seja usada apenas na avaliação do quadril infantil, mas também que, no futuro, ela adquira um lugar permanente em outras áreas da ortopedia. Porém, o requisito para tanto é que este método seja aprendido com precisão por todos que queiram utilizá-lo; algo com que este compêndio certamente pode contribuir significativamente.

Stolzalpe, Jänner 1985
Univ.-Prof. Dr. H. Buchner
Ärztlicher Leiter des LSKH Stolzalpe 1963-1988

# Agradecimentos

Gostaria de agradecer não só a todos os colaboradores desta edição, mas também aos colegas das edições anteriores, como Kurt Lercher e Florian Baumgartner, e especialmente Christian Tschauner (acadêmico do Hospital de Ensino Stolzalpe), que também trabalhou em segundo plano nesta edição, por seus muitos anos de apoio no trabalho de pesquisa.

## Sumário

**1 Da Luxação Congênita do Quadril ao Distúrbio da Maturação do Quadril ............................................................12**

| | | | |
|---|---|---|---|
| 1.1 | Histórico ........................12 | 1.4 | Visão Geral dos Procedimentos Diagnósticos até os Dias Atuais... 12 |
| 1.2 | Frequência ....................12 | 1.5 | *Status* Atual da Ultrassonografia do Quadril ao Redor do Mundo ....... 15 |
| 1.3 | Início do Tratamento ...................12 | | |

**2 Técnica Ultrassonográfica do Quadril, Equipamento e Projeção de Imagem ..............................................................19**

2.1 Requisitos do Aparelho ..............19
2.2 Documentação ...........................21

**3 Pilares da Ultrassonografia do Quadril ...........................................24**

| | | | |
|---|---|---|---|
| 3.1 | Desenvolvimento da Articulação do Quadril ...............24 | 3.4 | Fossa Acetabular e Teto Acetabular ..........................36 |
| 3.2 | Direção das Ondas Sonoras e Partes Moles ..............................24 | 3.5 | Patologia da Cavidade Articular ........................................42 |
| 3.3 | Colo do Fêmur/Cabeça Femoral ........................................26 | | |

**4 Procedimentos Táticos na Prática Ultrassonográfica .....................46**

| | | | |
|---|---|---|---|
| 4.1 | Identificação das Estruturas Anatômicas (*Checklist* I) ..............46 | 4.3 | Resumo ........................................57 |
| 4.2 | Testes de Usabilidade (*Checklist* II) ................................49 | | |

**5 Posicionamento e Técnica de Varredura, bem como Possíveis Fontes de Erro ..............................................................59**

| | | | |
|---|---|---|---|
| 5.1 | Vantagens da Recomendação Técnica do Exame ........................59 | 5.4 | Processo de Escaneamento ........62 |
| 5.2 | Princípio do Posicionamento da Criança ........................................59 | 5.5 | Resumo ........................................66 |
| | | 5.6 | Possíveis Fontes de Erro .............66 |
| 5.3 | Preparações Organizacionais na Prática ........................................60 | | |

# Sumário

## 6 Tecnologia de Medição e Possíveis Fontes de Erro .......... 71

6.1 Medição do Ângulo .................... 71
6.2 Linha do Teto Acetabular (Linha do Teto Ósseo) ................. 71
6.3 Linha de Base .............................. 74
6.4 Linha do Teto Cartilaginoso ........ 75
6.6 Resumo ....................................... 78

## 7 Tipificação dos Diagnósticos Ultrassonográficos da Articulação do Quadril ........................................................ 79

7.1 Fundamentos ............................. 79
7.2 Sonômetro e Curva de Maturação ................... 79
7.3 Tipos de Quadril Ultrassonográficos e sua Diferenciação Fina ............ 81
7.4 Resumo ....................................... 93

## 8 Diagnóstico da Ultrassonografia do Quadril ......................... 94

8.1 Coleção de Nome, Data de Nascimento, Articulação Afetada e Idade do Paciente ....... 94
8.2 *Checklist* I (Identificação Anatômica) .......... 94
8.3 *Checklist* II (Teste de Usabilidade) ................ 94
8.4 Descrição e Diagnósticos ............ 94
8.5 Avaliação Metrológica ................ 96
8.6 Especificação do Tipo Final (Avaliação Congruente, Verificação de Plausibilidade) ..... 96
8.7 Consequência Terapêutica .......... 97

## 9 Exame de Estresse "Dinâmico" ....................................... 98

9.1 Instabilidade Clínica e Instabilidade Ultrassonográfica .. 98
9.2 Execução do Exame de Estresse .... 98
9.3 Chicote Elástico .......................... 99
9.4 Tipologia da Articulação do Quadril Sonograficamente Instável ......... 99
9.5 Atribuição de Tipos de Articulações Instáveis ............... 101

## 10 Características Especiais e Fontes de Erro .................................. 103

10.1 Questões de Nomenclatura ....... 103
10.2 Erros Mais Comuns na Prática .. 103
10.3 Negligência da Idade do Paciente ..................................... 106

| | | | | |
|---|---|---|---|---|
| **11** | **Terapia Controlada por Ultrassonografia** | | | **....107** |
| 11.1 | Curva de Maturação ................107 | 11.5 | Desvio do Plano de Terapia Neonatal ...................................114 | |
| 11.2 | Princípio Básico de Tratamento Baseado em Aspectos Biomecânicos............107 | 11.6 | Falha na Terapia .......................116 | |
| | | 11.7 | Intervalos de Controle.............118 | |
| 11.3 | Objetivos Terapêuticos.............107 | 11.8 | Resumo......................................118 | |
| 11.4 | Fases do Tratamento ................107 | | | |

| | | | | |
|---|---|---|---|---|
| **12** | **Catálogo de Formação** | | | **....119** |
| 12.1 | Os Pilares da Ultrassonografia do Quadril .....119 | 12.7 | Técnica de Medição..................124 | |
| | | 12.8 | Sonômetro.................................125 | |
| 12.2 | Identificação Anatômica ..........120 | 12.9 | Instabilidade e Chicote Elástico......................................126 | |
| 12.3 | Testes de Usabilidade ...............121 | | | |
| 12.4 | Classificação de Tipo ................122 | 12.10 | Erro de Inclinação.....................127 | |
| 12.5 | Padrão de Relatório..................122 | 12.11 | Técnica de Varredura................128 | |
| 12.6 | Descrição ...................................123 | | | |

| | | |
|---|---|---|
| **13** | **Parte Prática** | **....129** |
| 13.1 | Parte 1: Exercícios ....................129 | |
| 13.2 | Parte 2: Soluções.......................135 | |

| | | |
|---|---|---|
| **14** | **Literatura** | **....137** |
| 14.1 | Fontes Utilizadas ......................137 | |
| 14.2 | Leitura Adicional ......................139 | |

**Índice Remissivo** ....146

# Endereços

Prof. Dr. med. Reinhard **Graf**
Stolzalpe-Hagersiedlung 7
8850 Murau
Österreich

Dr. med. Tamara **Seidl**
Klinikum Herford
Sektion Kinderorthopädie der Klinik für Unfallchirurgie,
Orthopädie und Wirbelsäulenchirurgie
Schwarzenmoorstr. 70
32049 Herford
Deutschland

PD Dr. med. Julia **Funk**
Charité – Universitätsmedizin Berlin
Campus Virchow-Klinikum
CharitéCentrum für Orthopädie und
Unfallchirurgie Kinderorthopädie
Augustenburger Platz 1
13353 Berlin
Deutschland

Dr. med. André **Hofer**
Universitätsmedizin Greifswald
Zentrum für Orthopädie, Unfallchirurgie
und Rehabilitationsmedizin
Ferdinand-Sauerbruch-Str. 1
17475 Greifswald
Deutschland

Ass. Prof. PD Dr. med. Tanja **Kraus**
Universitätsklinik für Orthopädie
und Traumatologie
Sektion Kinder- und Jugendorthopädie
Auenbruggerplatz 34
8036 Graz
Österreich

Dr. med. Thomas **Spieß**
Landeskrankenhaus Murtal Standort Stolzalpe
Allgemeine Pädiatrische Ambulanz
Stolzalpe 38
8852 Murau
Österreich

# 1 Da Luxação Congênita do Quadril ao Distúrbio da Maturação do Quadril

## 1.1 Histórico

A história do diagnóstico e da terapia da chamada luxação congênita do quadril é tão excitante quanto um romance policial [63].

Já na mitologia grega, Homero descreveu muitas figuras malformadas e aleijadas, incluindo Hefesto, cujo andar claudicante provocava os deuses a ridicularizá-lo. O próprio Hipócrates já era bem familiarizado com a aparência da luxação do quadril, e descreveu várias variantes de luxação e de anormalidades da marcha. Como a luxação traumática da articulação do quadril já era conhecida, concluiu-se uma etiologia da doença da articulação do quadril como congênita. De acordo com ela, a doença seria causada por um deslocamento que ocorre no útero. A atrofia muscular e óssea foi interpretada como resultado da falta de carga na articulação luxada.

É interessante que Hipócrates se distanciou do "espírito" da época, ou seja, matar recém-nascidos deformados e fracos, em seus escritos sobre as articulações. Em vez disso, ele advertiu os médicos a tratar crianças com distúrbios da articulação do quadril precocemente e com especial cuidado. Descrições a partir do século 1 a.C. provam que a extensão do tratamento da luxação da articulação do quadril já era bastante conhecida e, também, utilizada. Em todos os séculos e em quase todas as culturas até os tempos modernos, os médicos lidavam com o problema do "luxação congênita do quadril". Provações e tribulações não poderiam ser evitadas. Os médicos persas e árabes, de acordo com sua tradição, tratavam a luxação do quadril com ferros ardentes, na crença de que eliminariam a causa da luxação, ou seja, o acúmulo de líquido na articulação.

## 1.2 Frequência

A luxação do quadril é a deformidade "congênita" mais comum dentre as do sistema musculoesquelético. Ela ocorre na Europa Central em 1-5% dos recém-nascidos [6, 25, 45, 46, 59].

## 1.3 Início do Tratamento

O objetivo final é o diagnóstico mais precoce, de modo que alcance uma ampla cura anatômica. De acordo com as pesquisas de Ortolani [74], de Rosen [82] e Barlow [5], a detecção precoce consistente do distúrbio de maturação do quadril, imediatamente após o nascimento, pode permitir a cura anatômica quase completa, se o tratamento adequado for iniciado imediatamente. De acordo com Becker [7] e Schultheiss [87], apenas em cerca de dois terços dos casos em que o tratamento se inicia após o primeiro trimestre de vida se alcança uma cura completa.

## 1.4 Visão Geral dos Procedimentos Diagnósticos até os Dias Atuais

### 1.4.1 Diagnóstico Clínico

A necessidade de exame clínico permanece indiscutível, embora seu valor tenha mudado fundamentalmente na era da ultrassonografia do quadril. Mesmo antes da introdução da ultrassonografia do quadril, a segurança do diagnóstico clínico, que depende de diversos fatores subjetivos, foi colocada sob dúvida [1, 83, 104]. Os chamados "casos silenciosos" da displasia de quadril dificultam consideravelmente o diagnóstico precoce [11, 99, 105].

Os sinais clínicos, como restrições de movimento, assimetria de pregas, sinais de Roser-Ortolani [85], sinais de Barlow [5], e o fenômeno do clique seco, não são sinais suficientes para detectar com segurança uma luxação ou displasia do quadril.

> **Notas**
> Um exame clínico por si só não é suficiente para a detecção confiável de distúrbios de maturação do quadril.

## 1.4.2 Diagnósticos Radiográficos

A interpretação das radiografias no período neonatal é difícil e, tendo em vista o limitado valor informativo de uma imagem que permite apenas a visualização das partes ossificadas da articulação do quadril [41], não é indiscutível [98, 106, 107]. Geralmente, isso significa que o exame radiográfico só é indicado após o 3º ou 4º mês de vida.

Uma radiografia é necessária para cada articulação do quadril previamente tratada para descartar necrose da cabeça femoral ou um novo distúrbio de maturação do quadril em um momento posterior, por exemplo, aos 2 anos de idade, antes de começar a escola, antes da puberdade e após a conclusão do crescimento (▶ Fig. 1.1).

A artrografia, com a possibilidade de representar partes não ossificadas e tecidos moles da articulação do quadril, aproxima-se bastante das possibilidades da ultrassonografia do quadril (▶ Fig. 1.2). No entanto, a artrografia do quadril foi amplamente substituída pela ultrassonografia do quadril. Mesmo assim, o diagnóstico artrográfico contribuiu significativamente para a compreensão da fisiopatologia do processo de luxação [12, 19, 67, 77, 88, 99].

## 1.4.3 Ressonância Magnética

A ressonância magnética fornece excelentes imagens e, dependendo do aparelho e da espessura da camada, mostra muito bem as finas estruturas anatômicas do quadril do bebê. Como rotina, no entanto, está fora de questão, especialmente para diagnósticos preliminares.

>
> **Notas**
> A ressonância magnética certamente tem seu lugar na avaliação da posição da cabeça femoral no acetábulo e na avaliação do reposicionamento correto em casos particularmente difíceis.

## 1.4.4 Diagnóstico por Ultrassonografia

### Descoberta do Ultrassom

Deve-se supor que os animais noturnos têm olhos grandes e bons, mas, no caso dos morcegos, o oposto é verdadeiro: eles têm olhos surpreendentemente pequenos, porém ouvidos em igual medida maiores. Isto deu então a ideia ao pesquisador italiano Spalanzani, há quase 200 anos, de realizar alguns experimentos acerca da capacidade da orientação dos morcegos: ele esticou fios finos através de uma sala, amarrados a sinos, e então escureceu a sala e deixou alguns morcegos voarem ao seu redor. Apesar

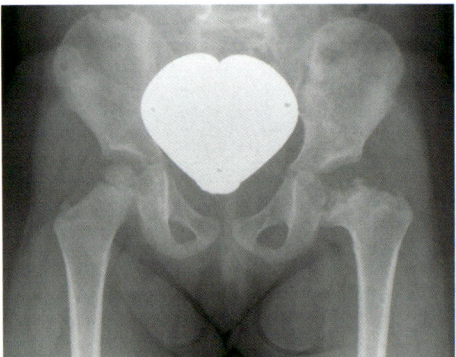

Fig. 1.1 Formação de uma necrose da cabeça femoral à esquerda após redução fechada de uma luxação do quadril do lado esquerdo diagnosticada pela primeira vez com quase 6 meses de idade.

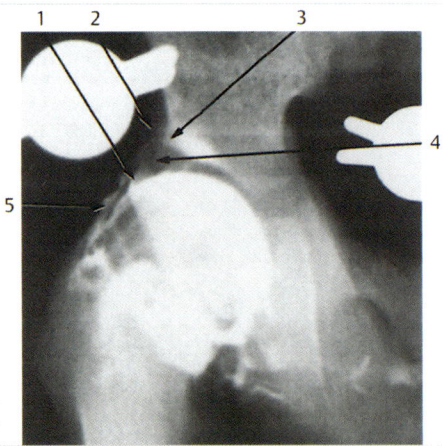

Fig. 1.2 Artrografia do quadril direito.
Preparação do cadáver.
1 = Lábio acetabular
2 = Pericôndrio
3 = Borda óssea
4 = Teto cartilaginoso
5 = Cápsula articular

da escuridão completa, nenhum dos morcegos atingiu os fios esticados. Mas quanto seus ouvidos eram selados, eles frequentemente esbarravam nos fios e até mesmo batiam contra as paredes. As investigações de Spalanzani lançaram as bases para o conhecimento de que os morcegos usam o método de reflexão para se orientar no escuro usando as ondas ultrassônicas que emitem.

## Áreas Técnicas de Aplicação

As ondas ultrassônicas foram geradas pela primeira vez com a descoberta do efeito piezoelétrico em 1880 pelos irmãos J. e P. Curie. O primeiro método utilizável de ecossondagem foi desenvolvido por A. von Sternbert, o que possibilitou outras aplicações marítimas para ultrassom após o desastre do Titanic em 1912:
- O uso marítimo do ultrassom tem sido feito há bastante tempo na detecção de cardumes de peixes e águas rasas na ciência marinha.
- Para fins militares, o ultrassom foi desenvolvido pelo físico francês P. Langevin na Primeira Guerra Mundial.

## Áreas Médicas de Aplicação

O ultrassom chegou à medicina por intermédio do neurologista K. Th. Dussik. Em 1938, junto com seu irmão, técnico de rádio, ele empreendeu as primeiras tentativas de visualizar alterações patológicas no interior do crânio por meio de ultrassom. No entanto, essas tentativas não trouxeram o avanço da tecnologia de ultrassom na medicina.

Não foi até 1954 que um novo ponto de partida foi estabelecido pela introdução de uma nova geração de dispositivos ultrassônicos com uma linha de abastecimento de água por J. G. Holmes. Os exames de coração conduzidos pelos cardiologistas J. Edler e C. H. Hertz chamou a atenção de especialistas e estabeleceu os fundamentos da ecocardiografia. O tempestuoso desenvolvimento subsequente culminou em um *scanner* desenvolvido por J. Donald e T. E. Braun sem uma linha de abastecimento de água. Assim foi dado o acesso a quase todos os órgãos do abdômen, bem como ao coração e à glândula tireoide, com representação bidimensional.

## História da Ultrassonografia do Quadril

Inspirado por comunicações pessoais e publicações de Kramps e Lenschow em 1978, o autor do livro e seu grupo de trabalho começaram a buscar sistematicamente possíveis áreas de aplicação do ultrassom no sistema musculoesquelético.

Encorajados pelos resultados dos exames de músculos e tendões, os quadris infantis foram também submetidos a exame de ultrassonografia: O resultado foi mais do que frustrante, pois havia uma interação incrivelmente rica de áreas hipoecoicas e hiperecoicas que não era nada compatível com o conhecimento anatômico da época. Como a curiosidade foi despertada, os quadris de cadáveres foram preparados pela primeira vez, e estruturas individuais foram especialmente marcadas com marcadores reflexivos (resina de colofônia, peças metálicas) para que pudessem ser identificadas no ultrassom.

Ao comparar-se constantemente as preparações de cadáveres, radiografias, artrografias, cortes planos da articulação do quadril e imagens transparentes com as ultrassonografias, a identificação das estruturas anatômicas na ultrassonografia foi cada vez mais bem-sucedida. Séries comparativas de ultrassonografias de articulações do quadril deslocado e não deslocado mostraram padrões de eco diferentes, porém constantes. Naquela época, ainda concentrado em radiografias, o foco estava inteiramente na ultrassonografia dos contornos ósseos e de suas mudanças de forma, dependendo da posição da cabeça femoral. Com esta técnica, foi possível pelo menos diferenciar entre "luxados" e "não luxados" [26]. Foi um marco quando o aparelho de ultrassom emprestado de um amigo, os materiais que haviam sido pagos do próprio bolso e as pesquisas realizadas até então como *hobby* foram substituídos por um contrato oficial de pesquisa do Fundo Austríaco para a Promoção da Pesquisa Científica.

A ideia de se poder detectar uma tal "luxação congênita do quadril" imediatamente após o nascimento sem uma radiografia era incrível e foi questionada e ridicularizada por muitos colegas. A classificação das diferentes características do acetábulo cartilaginoso em articulações do quadril saudáveis e doentes levou à constatação de que existe uma grande variação entre os termos "saudável" e "doença". Então, o termo "luxado" teve que ser subdividido em vários subtipos, de modo que o termo "fisiologicamente imaturo" foi responsável por muitos sucessos terapêuticos impressionantes.

Curiosamente, foi o ortopedista residente Dr. Röhr de Bamberg que foi instruído *in loco* na técnica de exame até então ainda bastante primitiva, com base na primeira publicação [26]. Por meio de K. Rossak e seu então aluno P. Schuler (Hospital St. Vincenz, Karlsruhe), a ultrassonografia do quadril despertou interesse e entrou no campo clínico. K. Rossak merece o crédito de ter promovido a ultrassonografia na Alemanha como um mentor incansável. P. Schuler verificou criticamente as descobertas científicas quanto à sua correção e organizou os primeiros cursos de treinamento para médicos interessados na Alemanha.

O método em si evoluiu, como demonstra a expansão gradual dos tipos. As demandas por precisão aumentaram constantemente e levaram a novos desenvolvimentos e inovações. Então, por exemplo, devido à melhora do poder resolução, a imagem do pericôndrio proximal ficou ainda mais nítida [36], a importância dos erros de inclinação foi reconhecida [35] e, para evitá-los, foi desenvolvido um guia para o transdutor.

### Notas

A ultrassonografia do quadril como método de triagem foi introduzida na Áustria em 1992, na Alemanha em 1996, na Suíça em 1997 e na Mongólia em 2015 (com restrições) como método de exame geral para todos os quadris de recém-nascidos. Em muitos países, dependendo do sistema de saúde, uma triagem localizada ou seletiva é realizada.

## 1.5 *Status* Atual da Ultrassonografia do Quadril ao Redor do Mundo

Com uma incidência de 2 a 4%, os distúrbios da maturação do quadril estão entre as malformações mais comuns do sistema musculoesquelético. A displasia do quadril é a causa mais comum de coxartrose precoce em todo o mundo, com a consequência da artroplastia precoce do quadril na idade do jovem adulto [18]. Para os afetados, a doença geralmente está associada a muito sofrimento (▶ Fig. 1.3).

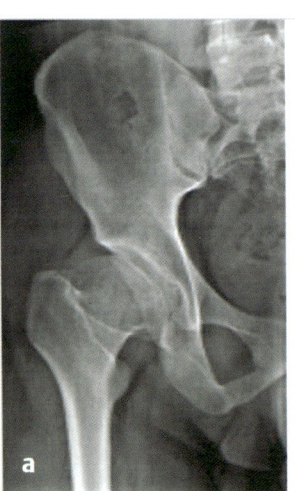
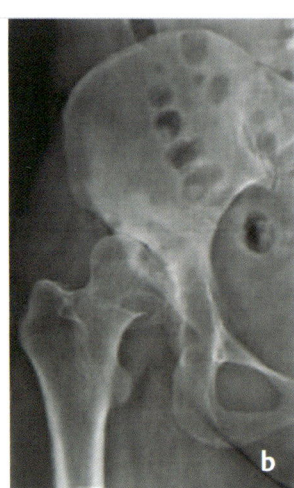
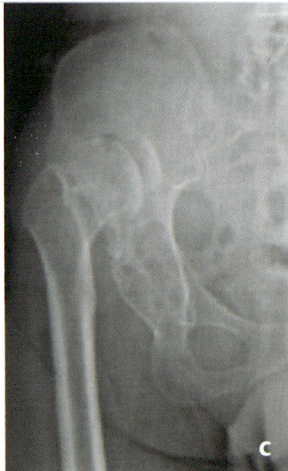

**Fig. 1.3 Consequências tardias de uma luxação do quadril.**
**a** Coxa vara após necrose da cabeça femoral.
**b** Artrose na displasia do teto acetabular.
**c** Luxação inveterada do quadril.

Existe um consenso mundial de que a terapia deve ser administrada rapidamente e em idade precoce [16, 95], uma vez que a detecção tardia está associada à necessidade de tratamento mais invasivo, a um aumento da taxa de complicações e a um pior resultado da terapia [65].

### 1.5.1 Problemática

O distúrbio de maturação do quadril ainda é tratado com uma ampla gama de diagnósticos. Estes incluem exame clínico, imagem radiográfica e ultrassonografia do quadril. Em princípio, trata-se de um estudo "dinâmico" para o qual foi definido um plano padrão de reprodutibilidade e comparabilidade. Ele também possibilita um teste de estresse, se necessário.

Como já mencionado, o exame clínico não pode solucionar o problema e, também, não cumpre um papel significativo na detecção de displasia inicialmente leve. Estes só se tornam visíveis com a manifestação da coxartrose que, no entanto, só ocorre já na idade do adulto jovem [23, 43, 54, 84]. O exame exclusivamente clínico deve, portanto, ser considerado como inseguro [70].

Até a década de 1980, as radiografias foram o padrão-ouro no diagnóstico de distúrbios da maturação do quadril.

**Notas**

A possível interpretação errônea da radiografia devido à ossificação insuficiente próxima ao quadril em recém-nascidos e a exposição à radiação proíbem o uso da radiografia como método de triagem [73].

Para melhor retratar a relação entre a cabeça femoral e o acetábulo e, assim, detectar precocemente um possível distúrbio de maturação do quadril e com a real extensão, o exame ultrassonográfico na primeira infância é o método diagnóstico mais adequado. Este fato por si só e o consenso já existente sobre a necessidade de terapia o mais precoce possível de um distúrbio de maturação do quadril sugerem que o exame ultrassonográfico da articulação do quadril deve ser considerado absoluto e único. Embora o método tenha se estabelecido em muitos países ao redor do mundo devido à falta de exposição à radiação, modificações deste método levam a discussões. Mas o melhor momento para o exame também é discutido.

### 1.5.2 Técnicas de Exame

O exame ultrassonográfico do quadril infantil foi popularizado após a publicação inicial [26] na década de 1980. Outras técnicas de exame são as de Harcke, Terjesen e Suzuki. Em sua execução e, também, em sua interpretação, existem diferenças significativas:

- O chamado método Graf usa apenas um transdutor linear e uma posição estritamente lateral em um exame padronizado. As ultrassonografias só podem ser medidas e interpretadas após a identificação correta dos pontos de orientação e a verificação de sua usabilidade (*checklists*). Elas são, portanto, estritamente padronizadas. Tanto um exame estático quanto um dinâmico são possíveis.
- Theodor Harcke desenvolveu seu método em 1984 nos EUA [40]. A criança pode ser posicionada de forma variável, como uma posição dorsal ou lateral. Quatro planos-padrão são possíveis, mas não obrigatórios. A combinação de dois planos perpendiculares entre si dá o diagnóstico. A porcentagem de cobertura da cabeça femoral é avaliada.
- Terje Terjesen estabeleceu seu método na Noruega no final dos anos 1980 [96]. Um transdutor linear e setorial pode ser usado. Tanto o plano frontal quanto o transversal são escaneados estática e dinamicamente. Uma medida numérica, bem como uma interpretação descritiva, leva ao diagnóstico.
- Shigeo Suzuki desenvolveu seu método no final dos anos 1980 no Japão [93]. O quadril é escaneado anteriormente com um transdutor linear enquanto o bebê está em decúbito dorsal. Um plano-padrão é definido no qual uma medição é feita. Se houver suspeita de um deslocamento do quadril, um exame adicional deve ser realizado em uma posição diferente.

Por várias razões, os três últimos métodos citados não puderam ser usados para triagem geral ou, como no Japão, foram novamente abandonados.

## 1.5 *Status* Atual da Ultrassonografia do Quadril

### Notas

Dentre esses quatro métodos, o método Graf caracteriza-se pela estrita padronização da execução e avaliação da ultrassonografia do quadril. Uma interpretação estável resulta em uma boa reprodutibilidade do exame, mesmo quando realizada por vários examinadores [81, 91].

### 1.5.3 Triagem

Apesar da relativa frequência de distúrbios da maturação do quadril e sua evolução potencialmente grave, atualmente não há diretrizes claras e padronizadas internacionalmente para a implementação e o momento do diagnóstico.

A triagem seletiva por ultrassonografia é amplamente preconizada em muitos lugares (como, por exemplo, em países anglo-americanos e escandinavos). O primeiro passo é o exame clínico, mas o exame ultrassonográfico do quadril só é realizado se houver alguma anormalidade no exame clínico. Este procedimento deve ser reconsiderado na medida em que acarreta o risco de que muitos distúrbios de maturação do quadril – especialmente leves – não sejam reconhecidos e possam causar coxartrose nesses pacientes no início da idade adulta [92].

### Notas

Para várias doenças metabólicas, alterações hormonais ou defeitos enzimáticos, a triagem geral nos primeiros dias de vida da criança já está estabelecida internacionalmente. Embora essas doenças ocorram 100 a 200 vezes menos frequentemente do que os distúrbios de maturação do quadril, a triagem geral por ultrassonografia do quadril só foi introduzida em alguns países europeus e asiáticos (Mongólia).

Isso parece surpreendente, uma vez que foi demonstrado na literatura que o número de cirurgias de acompanhamento após a displasia do quadril diminuiu significativamente com a introdução da ultrassonografia do quadril na infância [10, 24, 39, 51, 52, 97, 102]. Não só os pacientes afetados se beneficiam disso – as vantagens socioeconômicas também não devem passar despercebidas. A triagem regional de ultrassonografia do quadril é realizada na China, no Irã, em Omã, Israel, Chile etc. Em princípio, contudo, a triagem geral por ultrassonografia depende da política e organização do sistema de saúde local.

Os custos para o sistema público de saúde, que é financiado com recursos gerais e, portanto, forçado a controlar esses custos, são reduzidos pela ultrassonografia do quadril. Isso foi estatisticamente comprovado desde o início e até agora, principalmente, na Áustria [3, 39, 102]. É possível que isso tenha sido mais bem-sucedido lá, pois, em um país relativamente pequeno, viabilizou-se um bom processamento estatístico do número de pacientes e das operações realizadas. Então, com a introdução da triagem geral precoce, pôde-se demonstrar uma diminuição correspondente nas intervenções de melhora do teto acetabular na infância, como também nas operações de substituição articular no início da idade adulta (ou seja, com latência) [10, 39].

Quais são as outras vantagens de uma triagem geral de ultrassom do quadril? A introdução da triagem do quadril não tem apenas um impacto financeiro positivo no sistema de saúde. Especialmente na infância, não só as próprias crianças são afetadas por várias operações e internações hospitalares, mas também os pais. Eles têm que se organizar nos seus ambientes profissionais e gastar dias de licença médica enquanto seus filhos estão internados em hospitais. O tempo necessário para a criança doente (cerca de semanas a meses!) também é apoiado financeiramente pelo público em geral.

A displasia do quadril sintomática e a coxartrose precoce significam muito sofrimento pessoal para os pacientes que já estão na vida cotidiana do trabalho – e nem todos os trabalhos podem ser realizados sem restrições com displasia do quadril. Eles vivenciam uma vida cotidiana que, mais cedo ou mais tarde, é caracterizada por dores e limitações funcionais e é acompanhada por um padrão de marcha "especial" que é bastante estigmatizante em nosso mundo "perfeito". Assim, a triagem ultrassonográfica do quadril possibilita benefícios psicossociais e socioeconômicos tangíveis.

Convencidos dos efeitos positivos da ultrassonografia precoce do quadril, outros países europeus estabeleceram um programa nacional geral de ultrassonografia do quadril (p. ex., Hungria, República Tcheca e Polônia).

No entanto, as vozes contra a triagem geral de ultrassom ainda não se calaram. Em especial no mundo de língua anglo-americana, muitos casos "falso-positivos" e "tratamento excessivo" são discutidos ao usar-se o método Graf [75]. Isso precisa ser refutado: o método é padronizado em sua implementação e claro na terapia do sonotipo específico. Há uma clara distinção entre quadris imaturos, atrasados e patológicos. Assim, o modo de terapia é claramente especificado.

Como em qualquer outro quadro clínico, no entanto, é necessário primeiro tratá-lo em detalhes e familiarizar-se profundamente com a seleção metódica de procedimentos diagnósticos e terapêuticos. Nesse contexto, a afirmação de que a classificação de Graf é muito "complicada" deve ser claramente refutada – essa classificação muito precisa e diferenciada leva em conta apenas o "quadro colorido" do distúrbio de maturação do quadril nos diferentes graus de gravidade.

O bom conhecimento do quadro clínico e a aplicação consistente da metodologia – como exigido para qualquer ação médica – também permitem evitar o número de casos falso-positivos e a "terapia excessiva" associada, muitas vezes criticada: as articulações do Tipo IIa são "fisiologicamente imaturas" e requerem não terapia, mas sim controle.

### Notas

Um programa de triagem geral tão eficaz e que requer apenas equipamentos de baixo custo é uma ação desejável para qualquer sistema de saúde e país e uma ação recomendada.

# 2 Técnica Ultrassonográfica do Quadril, Equipamento e Projeção de Imagem

Os princípios físicos foram descritos em detalhes e são conhecidos [37].

## 2.1 Requisitos do Aparelho

### 2.1.1 *Scanner*

**Tipos de *Scanner***

Os *scanners* compostos usados originalmente foram substituídos por *scanners* em tempo real de alta resolução – sejam eles *scanners* setoriais, trapezoidais ou lineares.

Como os *scanners* setoriais e lineares têm vantagens e desvantagens dependendo da área de aplicação, a seleção dos transdutores adequados depende da área de aplicação. Enquanto a ultrassonografia de menisco fornece informações satisfatórias com *scanners* setoriais, os transdutores setoriais e lineares, assim como o convexo, são usados na articulação do ombro.

A possibilidade de exibir movimentos usando dispositivos de tempo real é de valor inestimável, especialmente na chamada análise dinâmica ou de estresse.

A *probe* convexa tenta equilibrar as vantagens e desvantagens dos *scanners* setoriais e lineares como um transdutor de escolha. Não deve ser usado para diagnosticar um distúrbio de maturação do quadril porque as ondas sonoras também recaem em ângulo (risco de formação de artefatos de difração ou refração).

**Conselhos Práticos**

Não é demais enfatizar que a escolha do *scanner* depende principalmente do órgão a ser examinado. Um *scanner* linear deve ser usado para o quadril infantil.

**Varredura Setorial *versus* Linear no Diagnóstico Ultrassonográfico da Displasia do Quadril**

Uma comparação crítica das vantagens e desvantagens dos *scanners* lineares e setoriais na ultrassonografia do quadril foi realizada por K. Schneider [30]. Com base em investigações e cálculos [64], deve-se afirmar expressamente que, no caso de feixes sonoros que não incidem em paralelo, há uma possibilidade considerável de distorção devido a artefatos de difração e refração com valores de ângulo consecutivamente incorretos. Esses cálculos teóricos no modelo de computador confirmam a experiência clínica de que há uma possibilidade considerável de distorção na ultrassonografia do quadril se o transdutor for inclinado e colocado na articulação do quadril com irradiação de som consecutivamente oblíqua (p. 67).

**Aviso**

A ultrassonografia do quadril requer um feixe de som perpendicular e paralelo ao eixo do corpo. No caso de ondas sonoras incidentes obliquamente, ocorrem distorções devido às diferentes velocidades de propagação do som no músculo, na cartilagem e no osso de acordo com a lei de refração de Snell. Estas possibilidades de distorção podem levar a diagnósticos incorretos.

De acordo com investigações mais recentes, um transdutor trapezoidal parece ser equivalente aos *scanners* lineares, porque estes também são amplamente paralelos entre si e emitem ondas contínuas.

## 2.1.2 Configurações e Frequências do Dispositivo

### Configuração do Dispositivo

As variáveis de controle mais importantes para o ajuste da imagem são:
- Controlador de intensidade do som,
- Compensação de profundidade,
- Regulador de contraste, bem como
- Pré e pós-processamento.

> **Notas**
>
> Sem entrar em detalhes, o dispositivo deve ser ajustado para que a cabeça femoral hialina fique hipoecoica (não anecoica).

### Frequências

A frequência e a profundidade de penetração são inversamente proporcionais entre si: quanto maior a frequência, maior a resolução com a profundidade de penetração reduzida e vice-versa. As articulações do quadril de recém-nascidos, com suas estruturas anatômicas delicadas e em profundidades rasas, são, portanto, examinadas convenientemente com frequências de 7,0 ou 7,5 MHz e superiores. Crianças maiores, nas quais a profundidade de penetração do transdutor de 7 MHz não é mais suficiente para exibir os critérios importantes para a imagem, principalmente a borda inferior do ílio na profundidade da fossa acetabular, são mais bem examinadas com um transdutor de 5 MHz.

## 2.1.3 Equipamento Específico para Ultrassonografia do Quadril

A articulação do quadril deve ser examinada em condições padronizadas, se possível. Portanto, as insuficiências causadas pelos movimentos naturais de chute da criança e do próprio examinador devem ser minimizadas ao máximo. Isso levou ao desenvolvimento de uma maneira muito especial de manuseio durante o exame (p. 59) e ao desenvolvimento de um berço de posicionamento e aparelho de guia do transdutor para evitar erros de inclinação que podem levar a diagnósticos incorretos (▶ Fig. 2.1). O berço e a guia do

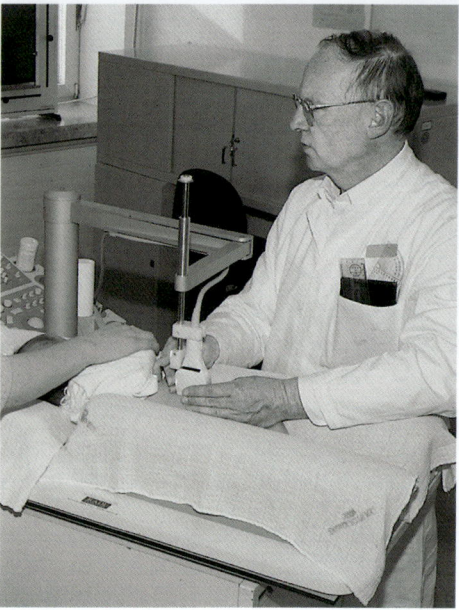

Fig. 2.1 Aparelho guia do transdutor para evitar erros de inclinação.

transdutor são essenciais para atender aos padrões de precisão atuais.

> **Notas**
>
> Não se deve realizar a ultrassonografia do quadril do bebê à mão livre!

O gel de exame pode ser armazenado à temperatura ambiente. O aquecimento do gel geralmente não é necessário se a técnica de varredura estiver correta, especialmente porque o gel pode se diluir quando aquecido e as propriedades de condução do som podem-se deteriorar.

Botões de congelamento no transdutor ou pedal são fortemente recomendados. Os botões de congelamento sozinhos no próprio aparelho de ultrassom não são suficientes, pois a operação do transdutor com uma mão geralmente resulta na perda do plano-padrão. O dispositivo de *zoom* deve ser de alta capacidade. A escala de ampliação mostrada na impressão em papel deve ser de pelo menos 1,7:1.

## 2.1 Dispositivos

A maioria dos dispositivos pode transformar a ultrassonografia "deitada" (ultrassonografia abdominal!) na ultrassonografia do quadril direito "em pé" com o toque de um botão. A marcação de ângulo eletrônica com digitação sobreposta no sonômetro torna a documentação muito mais fácil no uso rotineiro.

Para o processo semiautomático de exploração, independente de habilidade do investigador com um padrão de alta precisão, foi desenvolvido e logo já estava pronto para a operação de rotina.

**Conselhos Práticos**

Equipamentos necessários para a ultrassonografia do quadril:
- Berço
- Guia do transdutor
- Gel (à mão)
- Transdutor com mais de 5 MHz

## 2.2 Documentação

À princípio, devem estar disponíveis um diagnóstico descritivo e uma ultrassonografia do quadril com documentação correspondente. A importância do diagnóstico descritivo morfológico é explicada a seguir (p. 94). No que diz respeito aos requisitos para a própria ultrassonografia do quadril, deve-se diferenciar os critérios formais e metodológicos de imagem.

### 2.2.1 Critérios Formais de Imagem

**Escala da Imagem**

A imagem documentada final não deve ficar abaixo da escala de reprodução de 1,7:1. Essa escala mínima de reprodução é necessária para não reduzir demais os detalhes importantes da imagem. O tamanho da imagem também deve possibilitar a medição manual das ultrassonografias impressas. Ao arquivar-se digitalmente, deve-se também prestar atenção à escala de reprodução.

## Projeção Anatômica das Ultrassonografias do Quadril e Projeção Direita

Todas as ultrassonografias do quadril, sejam do quadril direito ou esquerdo, são projetadas para se assemelhar a uma radiografia anteroposterior direita (projeção anatômica). Nossas próprias investigações demostraram que ultrassonografias de quadril em pé projetadas à direita têm uma taxa de erro um terço menor do que aquelas projetadas à esquerda (▶ Fig. 2.2).

A razão para a gravação e interpretação mais fácil da ultrassonografia da articulação do quadril projetada à direita, "em pé", semelhante às radiografias, é de natureza neurofisiológica e foi claramente descrita por E. P. Fischer [22]. O fenômeno é com base na dominância lateral de uma metade do cérebro. Ao registrar os movimentos oculares durante o exame espontâneo de uma pessoa por um observador, Engelen conseguiu demonstrar de forma impressionante que o olhar está concentrado quase exclusivamente no lado direito do corpo [17].

Devido à projeção direita sempre idêntica de todas as ultrassonografias do quadril, o examinador sempre obtém a mesma impressão de imagem. Pequenas mudanças nas condições de cobertura e mudanças na posição da cabeça femoral são assim reconhecidas com muito mais facilidade.

### 2.2.2 Critérios Metodológicos de Imagem (Diretrizes de Documentação)

As ultrassonografias devem atender às condições da *checklist* I (p. 46) e da *checklist* II (p. 49) (▶ Fig. 2.3).

Devido à técnica de imagem de corte, é absolutamente necessário, por razões de segurança, documentar dois cortes (em dois tempos) de cada quadril de acordo com os critérios citados acima: As condições de reflexão não são sempre as mesmas. Ao alterar ligeiramente o ângulo de reflexão, detalhes individuais, como, por exemplo, o lábio acetabular, podem muitas vezes ser visualizados ainda melhor. Uma ultrassonografia é medida no plano-padrão de uma articulação do quadril, e uma ultrassonografia da mesma articulação do quadril permanece livre de linhas de medição para que pontos de referência importantes não sejam cobertos por linhas de medição.

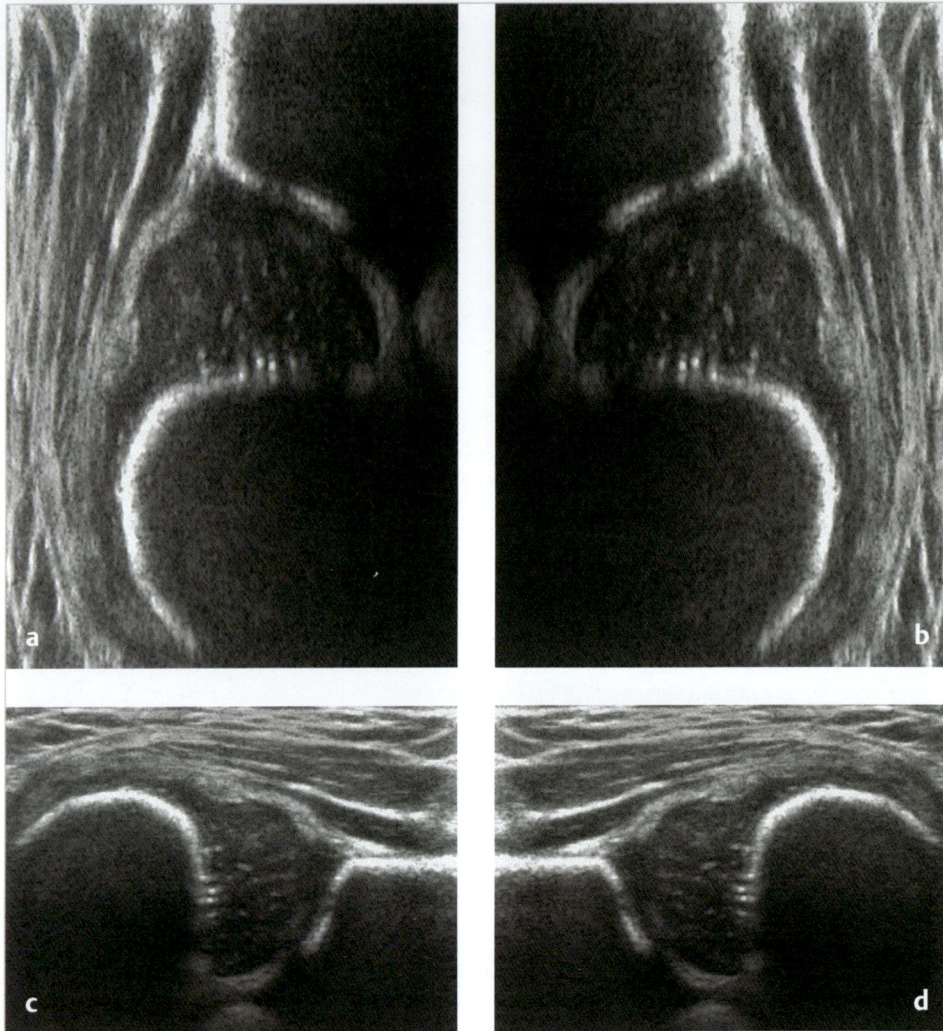

**Fig. 2.2 Projeções anatômicas.** Possibilidades de projeção de imagem. Projeções como **b** e **d** devem ser evitadas no diagnóstico do distúrbio de maturação do quadril.
**a** Uma projeção "direita de pé" ideal. Projeção semelhante a uma articulação do quadril direito em uma radiografia anteroposterior.
**b** Projeção "esquerda de pé" inadequada.
**c** Projeção "direita deitada" alternativa.
**d** Projeção "esquerda deitada" inadequada.

## 2.2 Documentação

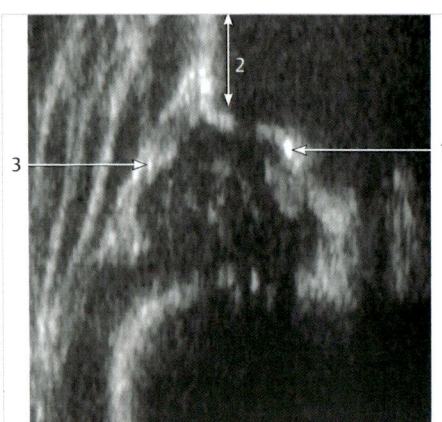

**Fig. 2.3 Ultrassonografia correta com os 3 pontos da *checklist* II.** Os pontos da *checklist* I não foram marcados nesta imagem.
1 = Borda inferior do osso ilíaco
2 = Eco reto do ílio
3 = Lábio acetabular

### Aviso
A documentação de uma articulação do quadril com apenas uma imagem de secção é insuficiente.

### Conselhos Práticos
Documentação:
- 2 imagens em momentos diferentes por articulação do quadril no plano-padrão, uma das quais é provida com linhas de medição indicando os ângulos α e β
- Escala de ampliação 1,7: 1
- Projeção direita "de pé"

# 3 Pilares da Ultrassonografia do Quadril

## 3.1 Desenvolvimento da Articulação do Quadril

Entre a 6ª e a 7ª semana de desenvolvimento embrionário, as 3 áreas cartilaginosas do osso do quadril unem-se para formar uma única cartilagem (a chamada hemipelve) e formar o acetábulo plano. Entre o acetábulo e o fêmur cartilaginoso, o local do futuro espaço articular ainda é preenchido com tecido conjuntivo interzonal. Neste estágio, o lábio acetabular já é reconhecível como um espessamento do tecido conjuntivo interzonal [2]. Na 7ª semana, formam-se a cavidade articular inicial, o ligamento *capitis femoris*, assim como a cápsula articular. No final da 8ª semana, o desenvolvimento inicial da articulação do quadril já está concluído (▶ Fig. 3.1) [2, 37].

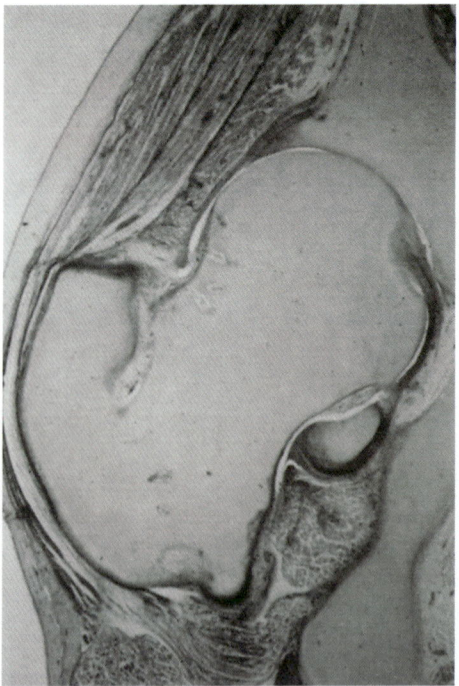

Fig. 3.1 Corte plano através de uma articulação embrionária do quadril.

A diáfise femoral ossifica já na 7ª semana de desenvolvimento embrionário. Isso cria um tubo ósseo e uma cavidade medular central. A ossificação do eixo já está concluída no final da 12ª semana de gravidez.

## 3.2 Direção das Ondas Sonoras e Partes Moles

Nos padrões atuais do método, recomenda-se apenas a incisão coronal para o diagnóstico de displasia e luxação.

As ultrassonografias resultantes correspondem a uma seção frontal anatômica através da articulação do quadril (▶ Fig. 3.2 e ▶ Fig. 3.3).

Na ▶ Fig. 3.4, o ultrassom penetra primeiro na pele de lateral para medial, depois no subcutâneo, na fáscia lata, nos músculos glúteos e nos septos intermediários.

Os septos intermusculares são mais ecogênicos do que a musculatura intermediária.

Planos de irradiação a partir do dorso ou através da musculatura adutora com as pernas abduzidas (posição de Lorenz) [94] são possíveis, mas não se provaram no uso rotineiro e não fornecem nenhuma informação adicional [13]. Planos de irradiação a partir do dorso possibilitam apenas a representação de cabeças femorais completamente luxadas, mas não evidenciam possíveis deformações do acetábulo [34].

Com técnicas de exame na posição de Lorenz (trajeto anteroposterior das ondas sonoras), apenas as bordas do teto acetabular anterior e posterior são mostradas a partir do plano de corte. No entanto, alterações patológicas são encontradas na parte cranial ou cranial-posterior do teto da cavidade e, portanto, escapam à avaliação. A direção ventrodorsal da irradiação na extremidade coxal do fêmur na posição de Lorenz permite a medição de um ângulo de anteversão por ultrassonografia [15].

É possível verificar a posição correta da cabeça femoral após o reposicionamento das articulações do quadril luxadas com esse plano de irradiação, mas as dificuldades técnicas envolvidas no exame não são insignificantes e a quantificação é difícil.

## 3.2 Direção das Ondas Sonoras

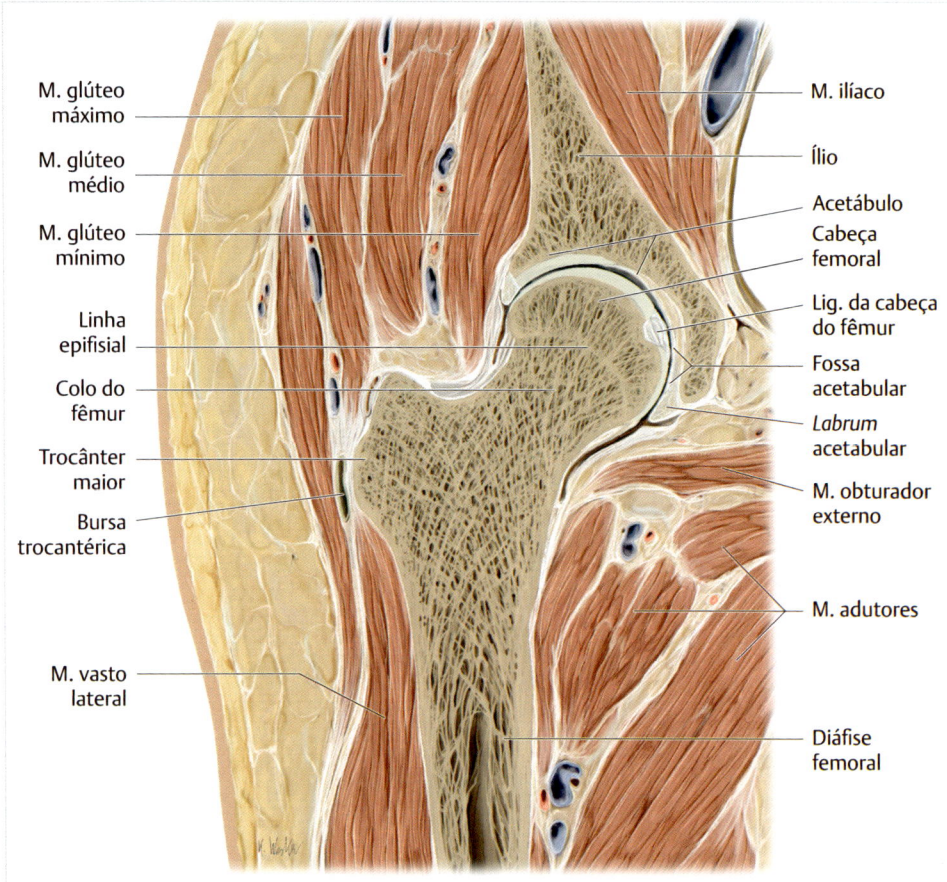

**Fig. 3.2 Secção frontal através de uma articulação do quadril direito.** Representação esquemática.
Lig. = Ligamento
M./Mm. = Músculo/Músculos
(Fonte: Schünke M, Schulte E, Schumacher U, Voll M, Wesker K. 1.13 Schnittbild- und Röntgenanatomie des Hüftgelenks. Typische Erkrankung des alten Menschen: Schenkelhalsfrakturen. In: Schünke M, Schulte E, Schumacher U, Voll M, Wesker K, eds. Prometheus Learning Atlas – Allgemeine Anatomie und Bewegungssystem. 5., vollständig überarbeitete Auflage. Stuttgart: Thieme; 2018. doi:10.1055/b-006-149643)

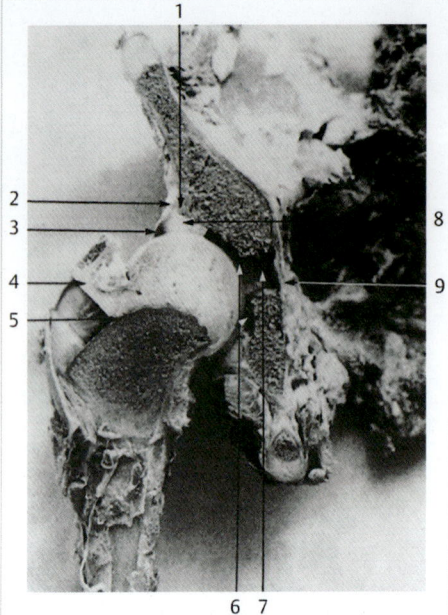

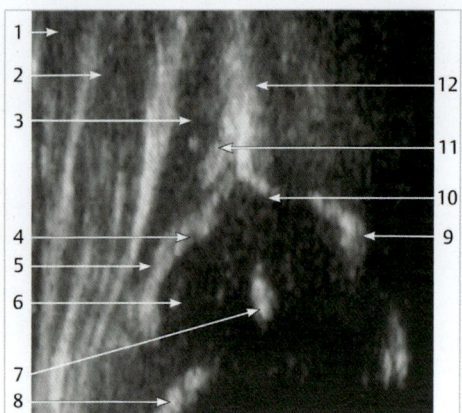

**Fig. 3.3** Secção de uma peça anatômica da articulação do quadril de uma criança (8 semanas de idade). Veja ▶ Fig. 3.4.
1 = Acetábulo ósseo
2 = Pericôndrio ou periósteo do ílio
3 = Lábio acetabular
4 = Trocanter maior
5 = Borda osteocondral do fêmur proximal
6 = Fossa acetabular exposta
7 = Cartilagem trirradiada exposta
8 = Teto acetabular cartilaginoso primitivo
9 = Pericôndrio na parede interna da pelve

**Fig. 3.4** Ultrassonografia de uma criança de 3 meses de idade.
1 = Músculo glúteo máximo
2 = Músculo glúteo médio
3 = Músculo glúteo mínimo
4 = Lábio acetabular
5 = Cápsula articular
6 = Cabeça femoral
7 = Núcleo da cabeça femoral
8 = Borda osteocondral
9 = Borda inferior do ílio
10 = Borda óssea
11 = Tendão reto femoral com o pericôndrio proximal
12 = Silhueta do ílio

## 3.3 Colo do Fêmur e Cabeça Femoral

### 3.3.1 Anatomia e Desenvolvimento

Na extremidade proximal do fêmur, a cabeça femoral, a parte proximal do colo do fêmur e o trocanter maior são pré-formados com cartilagem hialina (▶ Fig. 3.5). Um centro de ossificação é encontrado na cabeça femoral, e um segundo está localizado no trocanter maior. O momento em que o núcleo epifisário da cabeça aparece na radiografia é dado de diferentes maneiras: Putti já fala do aparecimento tardio quando o núcleo da cabeça femoral só se torna visível no 3º ou no 4º mês de vida [79]. Hilgenreiner dá o quarto mês como valor médio [42].

De acordo com Tönnis, isso deve ser pensado quando nenhum núcleo epifisário é detectável na segunda metade do primeiro ano de vida [98].

**Notas**

A possível interpretação errônea da radiografia devido à ossificação insuficiente próxima ao quadril em recém-nascidos e a exposição à radiação proíbem o uso da radiografia como método de triagem [73].

### 3.3.2 Extremidade Proximal do Fêmur Patológica

Após as partes moles, a onda sonora atinge a extremidade proximal do fêmur. A cartilagem hialina pré-forma o trocanter maior, que atua como

## 3.3 Colo do Fêmur e Cabeça Femoral

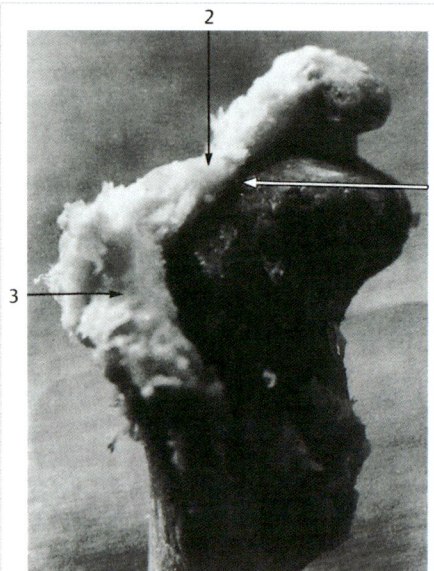

Fig. 3.5 Extremidade proximal do fêmur à direita com núcleo da cabeça femoral exposto.
A borda osteocondral é exposta, as partes hialinas do colo do fêmur e a base do trocanter são claramente visíveis.
1 = Borda osteocondral
2 = Partes hialinas do colo femoral
3 = Base do trocânter

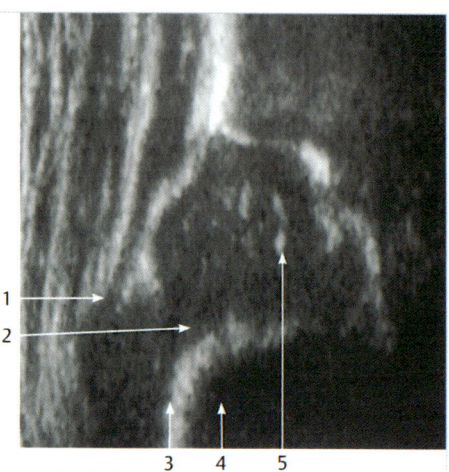

Fig. 3.6 Extremidade proximal do fêmur na ultrassonografia.
1 = Trocanter com a inserção do tendão
2 = Parte cartilaginosa hialina pré-formada do colo femoral
3 = Borda osteocondral
4 = Sombra acústica atrás da borda osteocondral do colo do fêmur
5 = Cabeça femoral (com sinusoidais)

janela acústica e é delineada em sua periferia pela imagem do tendão na fossa trocantérica e trocanter maior (▶ Fig. 3.6). A fronteira cartilagem-osso, fortemente ecogênica devido à reflexão total, divide o colo do fêmur em parte cartilaginosa hialina periférica, em forma de cúpula, hipoecogênica, e em parte óssea, que aparece como sombra acústica.

O limite cartilagem-osso é um guia importante para identificar o colo e a cabeça do fêmur. Como os erros de inclinação relacionados com a imagem (p. 67) também podem ser vistos na borda osteocondral, o que, em casos extremos, pode levar a diagnósticos incorretos, recomenda-se uma representação ultrassonográfica acurada com base no estado atual do conhecimento.

Devido aos diferentes potenciais de crescimento medial e lateral da borda osteocondral, a direção da mesma também muda dependendo da idade (▶ Fig. 3.7).

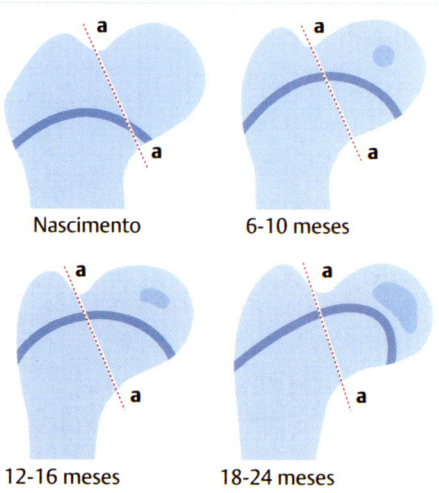

Fig. 3.7 Diferentes direções da borda osteocondral dependendo da idade.
Representação esquemática [6].
a Inserção da cápsula.

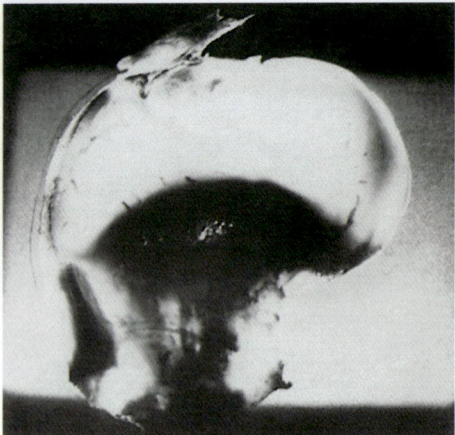

**Fig. 3.8 Transparência da extremidade proximal do fêmur.** Pode-se reconhecer a borda curva da borda osteocondral.

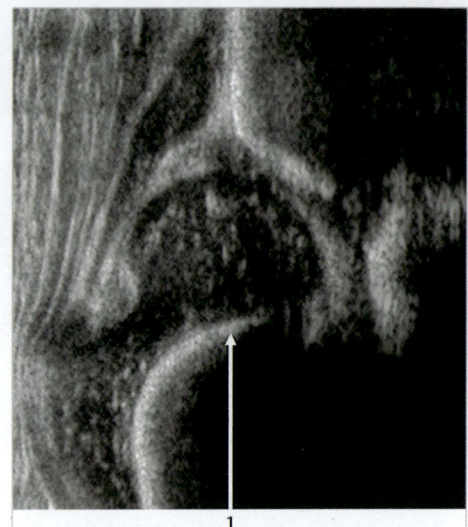

**Fig. 3.9 Ultrassonografia do quadril de um recém-nascido.** A borda osteocondral é claramente visível como um arco até o fundo da fossa acetabular.
1 = Borda osteocondral

Esta direção da borda osteocondral dependente da idade e é de importância ultrassonográfica:
- Em recém-nascidos, a borda osteocondral segue em um arco ascendente e pode ser rastreada até a profundidade do acetábulo (▶ Fig. 3.8 e ▶ Fig. 3.9).
- Em bebês maiores, a borda ostreocondral em sua porção medial, entre a cabeça e o colo do fêmur, torna-se cada vez mais angular (▶ Fig. 3.10), e, portanto, esta área fica cada vez mais ofuscada nas sombras acústica. Muitas vezes, ela só pode ser reconhecida como uma faixa de eco paralela semelhante a uma paliçada (chamada paliçada acústica; ▶ Fig. 3.11b e ▶ Fig. 3.12).
- Em bebês ainda mais velhos, a porção medial da borda osteocondral torna-se ainda mais angulada. Ela cai completamente na sombra acústica da parte óssea do colo do fêmur que se encontra à sua frente (▶ Fig. 3.13; ver também ▶ Fig. 3.10) e, portanto, não é mais visível. O fenômeno de delineamento da porção medial da borda osteocondral também é dependente da abdução ou adução do fêmur. Um resumo dos possíveis ecos na fronteira cartilagem-osso pode ser visto na ▶ Fig. 3.11.

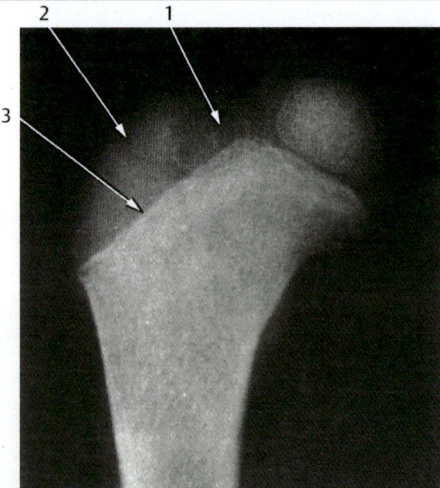

**Fig. 3.10 Radiografia da extremidade proximal do fêmur.**
1 = Colo do fêmur de cartilagem hialina
2 = Trocanter maior
3 = Borda osteocondral inclinada

## 3.3 Colo do Fêmur e Cabeça Femoral

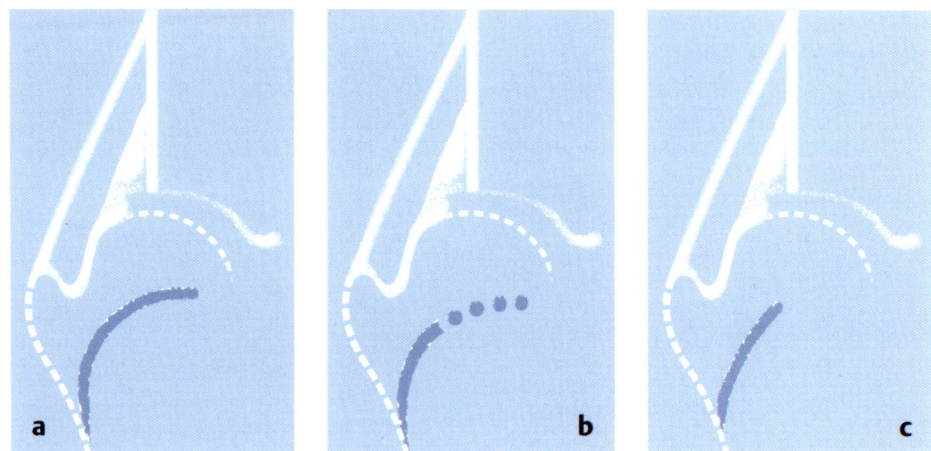

Fig. 3.11 Formas possíveis do curso da borda osteocondral.
a Em forma de arco.
b Com paliçadas acústicas.
c Apenas a parte lateral da borda osteocondral é visível.

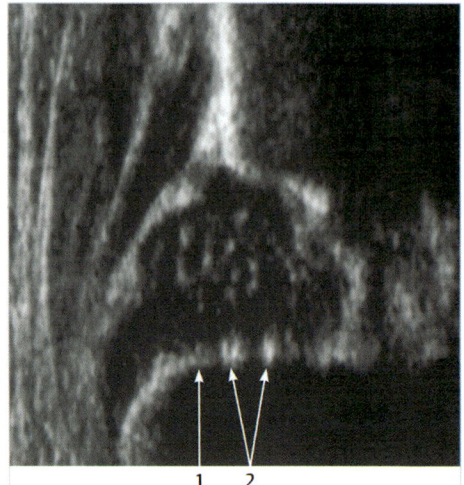

Fig. 3.12 Borda osteocondral com a chamada "paliçada acústica".
1 = Borda osteocondral
2 = Paliçadas acústicas

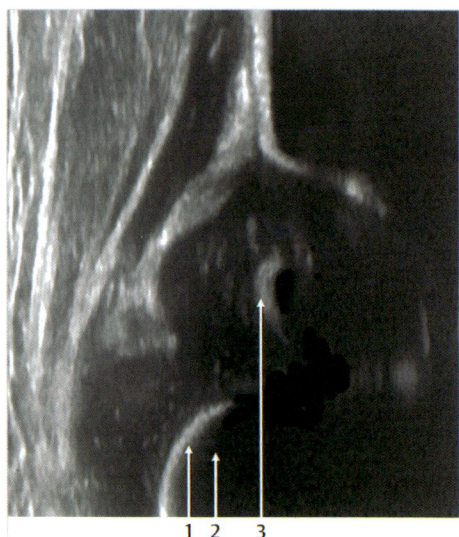

Fig. 3.13 Borda osteocondral de uma criança mais velha. Apenas a parte lateral da borda osteocondral é visível.
1 = Borda osteocondral
2 = Sombra acústica
3 = Núcleo da cabeça femoral (Fenômeno da meia-lua)

### 3.3.3 Cabeça Femoral e Núcleo da Cabeça Femoral

Pequenos reflexos em forma de listra podem ser vistos na cabeça femoral hialina (▶ Fig. 3.14).

Eles correspondem a túbulos de cartilagem sinusoidal ("vasos sanguíneos", sinusoides; ▶ Fig. 3.15), que também pode ser vista macroscopicamente em cortes planos (▶ Fig. 3.16). Os sinusoides asseguram o fluxo sanguíneo para a cabeça femoral e levam à necrose da cabeça em caso de compressão. Assim que o volume da cartilagem do corpo articular aumenta durante o período fetal devido ao crescimento, o suprimento por difusão deixa de ser suficiente, de modo que ocorre a vascularização temporária do pericôndrio através dos canais cartilaginosos sinusoidais.

### Zona Central e Zona Anular

A superfície da cabeça femoral é livre de seios e, portanto, uma zona hipoecoica em forma de anel na ultrassonografia (ver ▶ Fig. 3.14). Ela é nutrida por difusão. O autor e seus colaboradores denominaram a zona "livre de vascularização" de "zona anular" e a zona central "vascularizada" de "zona central". A zona anular não deve ser confundida com derrame articular do quadril (hipoecoico)!

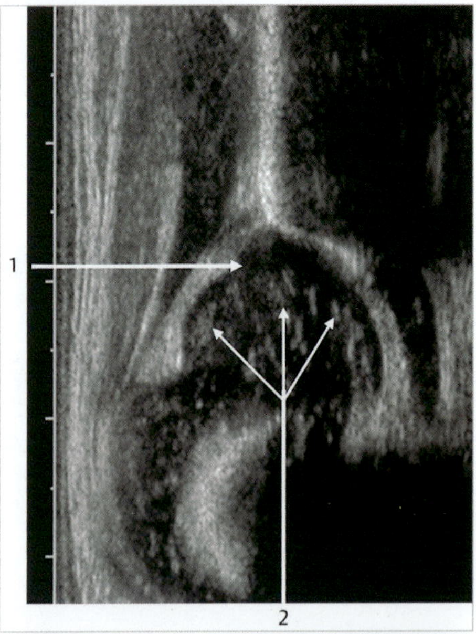

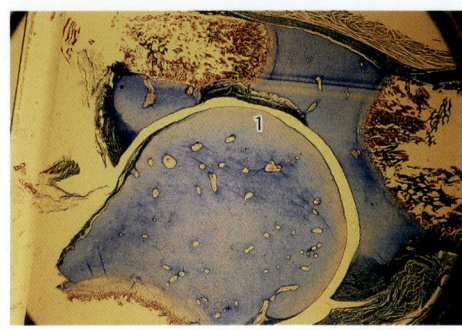

**Fig. 3.15 Sinusoides vasculares na zona central.** Corte plano histológico. Superfície da cabeça femoral sem sinusoides reconhecíveis.
1 = Zona anelar

**Fig. 3.14 Ecos vermiformes nas partes hialinas da cabeça femoral.** Esses ecos correspondem aos sinusoides.
1 = Estrutura marginal hipoecoica da cabeça femoral hialina (zona anelar)
2 = Sinusoides (zona central)

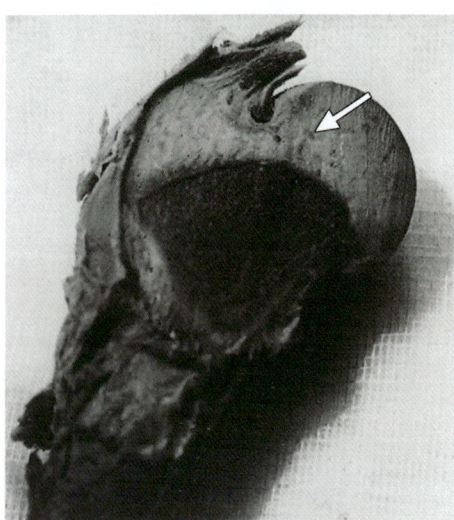

**Fig. 3.16 Corte plano através da extremidade proximal do fêmur.** A borda osteocondral em forma de arco e o trocanter maior com inserção do tendão são claramente visíveis, assim como os sinusoides seccionados (seta) na cartilagem hialina.

## 3.3 Colo do Fêmur e Cabeça Femoral

## Geometria da Cabeça Femoral

### Notas

Um dos pontos mais essenciais e significativos para a ultrassonografia do quadril é o reconhecimento que a cabeça femoral não é esférica, mas tem uma forma paraboloide (paraboloide de Pascal; em forma de noz ou ovo).

Os cortes na cabeça femoral não são, portanto, círculos, mas mais ou menos ovais, dependendo do plano de corte. Isso é de importância decisiva para a questão da reprodutibilidade dos cortes ultrassonográficos através da articulação do quadril, uma vez que a imagem seccional muda dependendo da posição topográfica dos planos de corte. Por esta razão, todos os sistemas de medição que incluem o centro da cabeça femoral não correspondem ao padrão atual e têm uma alta taxa de erro (p. ex., "cobertura da cabeça de 50% pelo teto acetabular") [40].

## Núcleo da Cabeça Femoral

O núcleo da cabeça femoral não está localizado automaticamente no centro da cabeça. Na ultrassonografia, o aparecimento do núcleo da cabeça femoral pode ser avistado de 4 a 8 semanas antes do que na radiografia. A razão disso é a seguinte:

Durante a formação do núcleo ósseo, a partir do qual prossegue a ossificação endocondral da epífise, as células mesenquimais são irrigadas através de vasos pericondrais.

Estes se diferenciam em osteoblastos e começam a produzir a substância intercelular específica. Na nucleação óssea primária, essas alterações teciduais são causa de heterogeneidades estruturais com reflexos consecutivos na ultrassonografia. A mineralização do osteoide recém-formado ocorre mais tarde. Só então pode-se identificar radiologicamente o osteoide mineralizado como um núcleo ósseo.

Um eco do núcleo da cabeça femoral já pode estar presente no nascimento. A idade média de bebês maduros normais no momento do aparecimento do eco do núcleo é de 7,5 meses.

## Diferença de Tempo entre as Descobertas em Ultrassonografia e Radiografia

A diferença de tempo para se encontrar processos de ossificação na ultrassonografia e nas imagens radiográficas são de 4 a 6 semanas, com alguns casos chegando até 8 semanas mais cedo para a ultrassonografia. Isto explica a discrepância entre uma imagem ultrassonográfica e uma imagem radiográfica realizadas ao mesmo tempo. Anatomicamente, o núcleo da cabeça femoral também não é redondo, porém oval, e não é automaticamente o centro da cabeça femoral. Por essas duas razões, o núcleo da cabeça femoral não pode ser usado na ultrassonografia para determinar a posição da cabeça femoral e no acetábulo.

## Peculiaridades Ultrassonográficas do Núcleo da Cabeça Femoral

- **Fenômeno da meia-lua** (▶ Fig. 3.17)**:** Com um feixe de som de irradiação lateral e um grande núcleo da cabeça femoral, os ecos são refletidos no lado lateral do núcleo. As partes mediais do núcleo da cabeça femoral ficam na sombra acústica das partes laterais do núcleo. Como resultado, um grande núcleo da cabeça femoral aparece na ultrassonografia como um eco em forma de meia-lua.
- **Erro de diagnóstico** (▶ Fig. 3.18)**:** O núcleo da cabeça femoral não deve ser usado para diagnóstico, como é o caso de uma radiografia. O eco do núcleo não é redondo e não se localiza automaticamente no centro da cabeça femoral. Se tentarmos determinar a posição da cabeça em relação ao acetábulo, usando o prumo do núcleo acetabular e a linha de Hilgenreiner, como na imagem radiográfica, a representação do núcleo da cabeça simula a lateralização como uma estrutura em forma de crescente.
- **Determinando o tamanho:** Como o núcleo da cabeça femoral não é redondo e não é automaticamente o centro da cabeça femoral (compare ▶ Fig. 3.17b com ▶ Fig. 3.19), não se pode dizer em que ponto as ondas sonoras atingem a cabeça femoral porque isso depende da posição da extremidade proximal do fêmur. Se a onda sonora atinge o centro do núcleo da cabeça femoral, um grande eco do núcleo é criado. Por outro lado, se a onda sonora atingir apenas uma extensão do núcleo da cabeça femoral, apenas uma pequena reflexão do núcleo será visível. Uma determinação reprodutível do tamanho do núcleo da cabeça femoral na ultrassonografia não é possível.

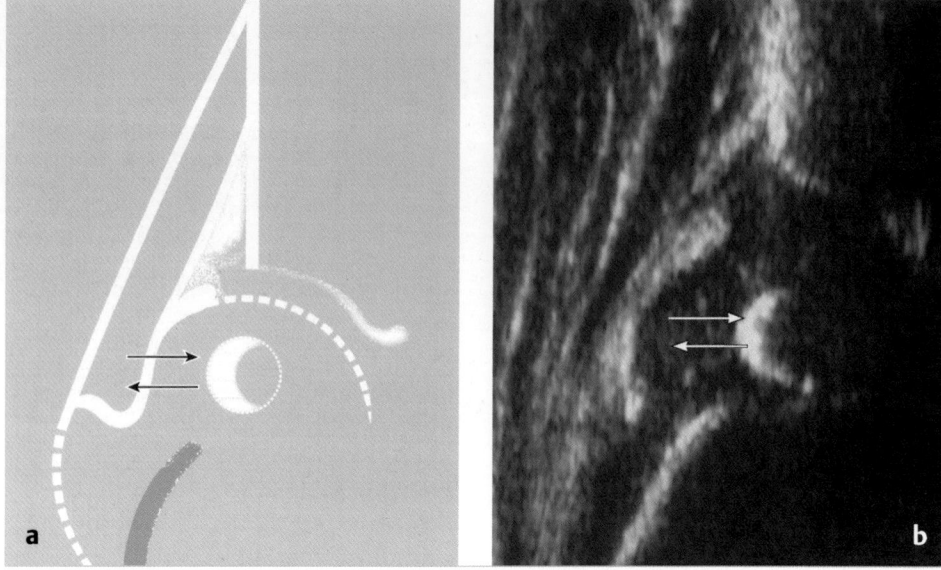

**Fig. 3-17. Fenômeno de meia-lua.**
a Apenas a porção lateral do núcleo da cabeça femoral é visível devido às reflexões dos ecos.
b Ultrassonografia do quadril com fenômeno de lua crescente clara (setas).

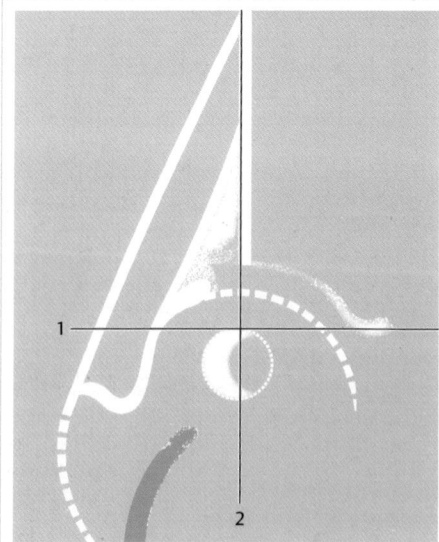

**Fig. 3.18 Lateralização ou descentralização simulada devido ao fenômeno meia-lua.**
1 = Linha "Heilgenreiner"
2 = Linha da borda osteocondral.

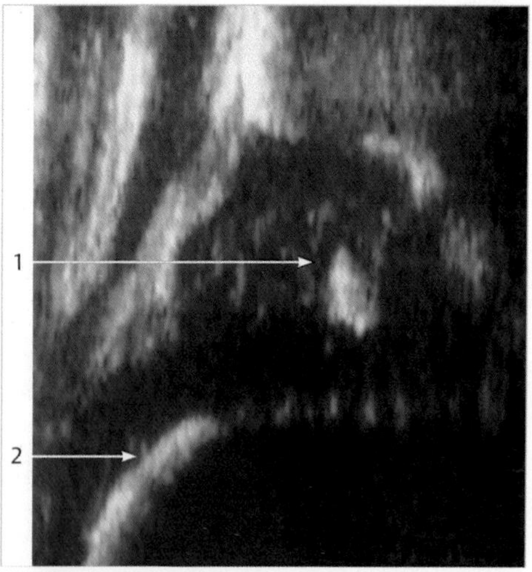

**Fig. 3.19 Relação da posição do núcleo da cabeça femoral/cabeça femoral.** O núcleo da cabeça femoral ou seu eco não está automaticamente no centro da cabeça femoral.
1 = Eco central
2 = Borda osteocondral

## 3.3 Colo do Fêmur e Cabeça Femoral

- **O método de exame é limitado pelo núcleo da cabeça femoral** (▶ Fig. 3.20): O ponto de referência mais importante em cada ultrassonografia do quadril é a borda inferior do ílio na fossa acetabular. Se a borda inferior do ílio não for visível, não é possível atribuir o plano sonoro no acetábulo espacialmente. Se a borda inferior do ílio estiver coberta por um grande núcleo da cabeça femoral (sombra acústica!), o ponto de orientação mais importante do plano de corte ficará ausente. Uma exceção é descrita mais a frente (p. 54).

Se a articulação do quadril estiver ossificada a tal ponto que o núcleo da cabeça femoral bloqueie a onda sonora irradiada lateralmente (veja ▶ Fig. 3.20) e a borda inferior do ílio entra na sombra acústica do núcleo da cabeça do fêmur, a ultrassonografia não pode mais ser usada para o diagnóstico. O grau de ossificação limita a ultrassonografia do quadril, enquanto a idade o faz apenas indiretamente.

### Conclusão

- O núcleo da cabeça femoral não é o centro da cabeça femoral.
- Não é redondo.
- Não deve ser usado para diagnosticar uma luxação do quadril como na radiografia (fenômeno da meia-lua).
- Ele limita o método (a borda inferior do ílio não é visível).

### 3.3.4 Estruturas ao Redor da Cabeça Femoral

A cabeça femoral é circundada lateralmente pela cápsula articular, que se aninha contra o colo femoral e passa sobre o pericôndrio do trocanter maior na área da zona orbicular (▶ Fig. 3.21).

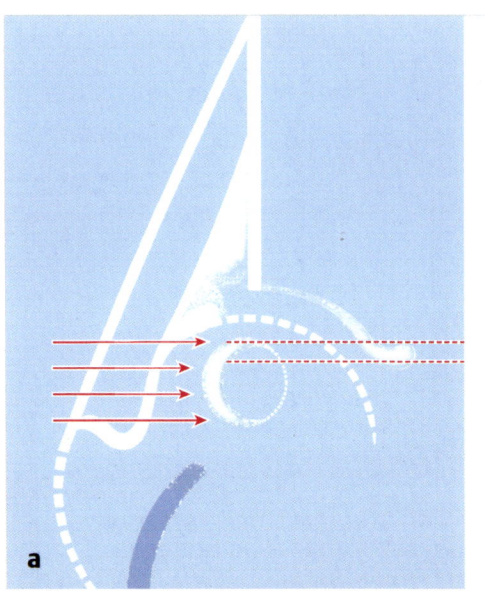
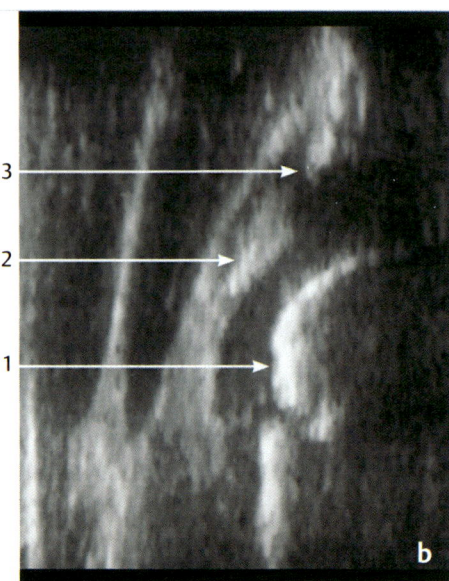

**Fig. 3.20 Sombra acústica de um grande núcleo da cabeça femoral.**
**a** Núcleos da cabeça femoral grandes bloqueiam as ondas sonoras de modo que a borda inferior do ílio fica na sombra acústica.
**b** O núcleo da cabeça femoral grande bloqueia a onda sonora.
1 = Núcleo da cabeça femoral
2 = Lábio acetabular
3 = Borda óssea

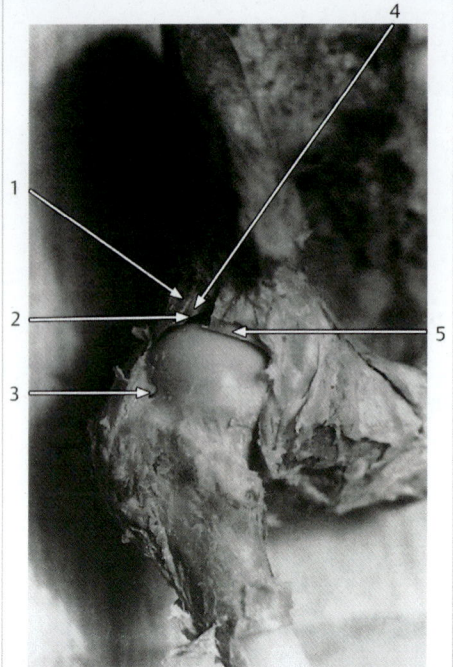

**Fig. 3.21 Arredores da cabeça femoral.**
Preparação do quadril, lado direito.
1 = Pericôndrio
2 = Lábio acetabular
3 = Prega sinovial da cápsula articular do pericôndrio do colo do fêmur e o trocanter maior
4 = Parte do teto acetabular cartilaginoso primitivo
5 = Lábio acetabular projetando-se livremente na articulação

## Prega Sinovial

O ponto de articulação entre a cápsula articular e o pericôndrio do colo do fêmur é chamado de "prega sinovial" na ultrassonografia (▶ Fig. 3.22). Causa um ponto de eco "nublado" ou duas faixas de eco paralelas. Se seguirmos a prega sinovial cranialmente ao longo da superfície da cabeça femoral, encontraremos o eco do lábio acetabular no interior da cápsula articular, seguido pela estrutura hipoecoica do teto cartilaginoso hialino e mais medialmente o forte eco da cavidade óssea e das estruturas da fossa acetabular.

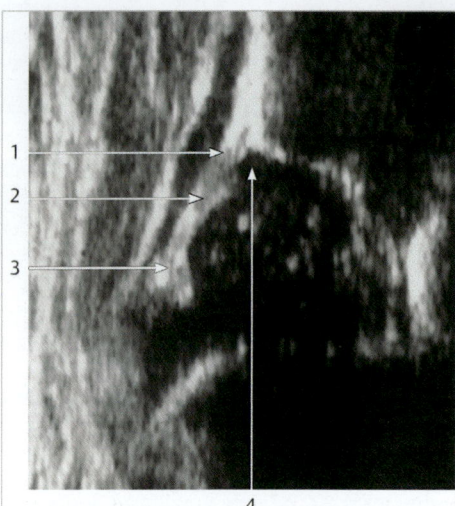

**Fig. 3.22 Prega sinovial.** A prega sinovial é representada com duas listras paralelas.
1 = Pericôndrio
2 = Lábio
3 = Prega sinovial
4 = Parte do teto acetabular cartilaginoso primitivo

## Reflexo de Interface ("Lâmina Líquida")

Na maioria dos casos, a cabeça femoral está tão próxima ao teto cartilaginoso acetabular que o estreito espaço articular não pode ser visualizado pela ultrassonografia. Em algumas ultrassonografias, no entanto, uma delicada faixa de eco arqueada é visível na borda entre a cabeça femoral e o teto da cartilagem hialina (▶ Fig. 3.23). Essa faixa de eco é um reflexo de interface e anteriormente era incorretamente chamada de "lâmina líquida" (▶ Fig. 3.24).

Se o reflexo da superfície limítrofe for visualizado pela ultrassonografia, a cabeça femoral hialina pode ser separada de sua cobertura hialina nesses casos, de modo que toda a circunferência superior da cabeça femoral seja exibida.

## 3.3 Colo do Fêmur e Cabeça Femoral

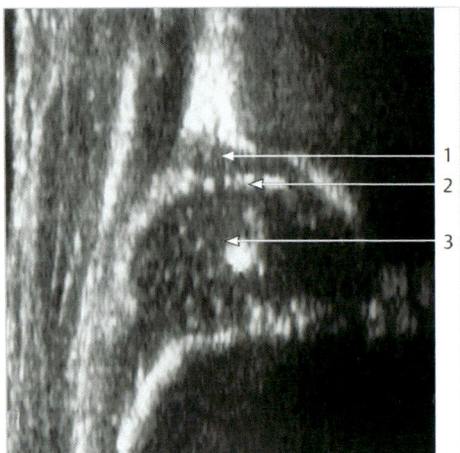

**Fig. 3.23 Reflexo de superfície.** Ultrassonografia do quadril de uma criança de 6 meses de idade. O reflexo de superfície (anteriormente chamado erroneamente lâmina líquida) delimita bem a cabeça femoral do teto do acetábulo primitivo de cartilagem hialina.
1 = Teto acetabular cartilaginoso primitivo
2 = Reflexo de superfície
3 = Cabeça femoral

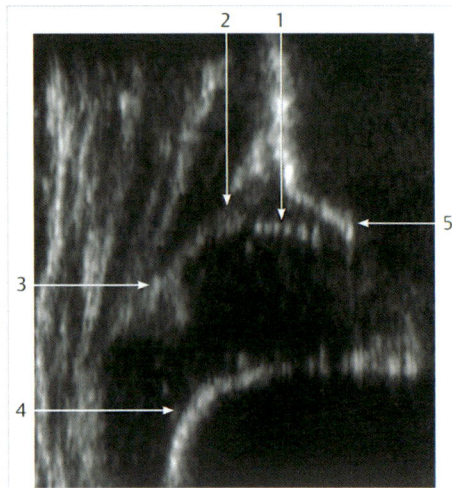

**Fig. 3.24 Reflexo de superfície.** Quadril de recém-nascido.
1 = Reflexo de interface
2 = *Gap* do pericôndrio com o lábio acetabular subjacente
3 = Prega sinovial
4 = Borda osteocondral
5 = Borda inferior do ílio

## Possíveis Erros

> **Aviso**
> Frequentemente o eco da prega sinovial é confundido com o lábio acetabular.

Seguindo-se a cápsula articular a partir da prega, deve-se tomar cuidado para não seguir erroneamente o eco de um septo intermuscular em vez da cápsula articular. Infelizmente, essa confusão não é incomum nas articulações do Tipo III ou do Tipo IV.

### 3.3.5 Resumo

**Conclusão**
- **Borda osteocondral:**
  - Forma de arco;
  - Com paliçadas sonoras;
  - Apenas a parte lateral (parte medial não visível).
- **Cabeça femoral:**
  - Não é redonda;
  - Sinusoide;
  - Zona anular;
  - Zona central;
- **Núcleo da cabeça femoral:**
  - Não é redondo;
  - Não é localizado no centro da cabeça, visível na ultrassonografia mais cedo do que na radiografia.
  - Problemas:
    - Fenômeno da meia-lua
    - Limita o método
    - Determinação do tamanho não é possível

## 3.4 Fossa Acetabular e Teto Acetabular

### 3.4.1 Fossa Acetabular

A parte inferior da cavidade articular, a fossa acetabular (▶ Fig. 3.25), é dividida por 3 partes ósseas
- Borda inferior do ílio,
- Ísquio e
- Púbis,

que são conectadas pela cartilagem trirradiada. A fossa acetabular é revestida por tecido adiposo e conjuntivo. Entre ela e a cabeça femoral, o ligamento da cabeça femoral estende-se cranialmente a partir da região da incisura acetabular. Ele se prende a um local de inserção relativamente amplo na fóvea central da cabeça femoral (▶ Fig. 3.26a). No ligamento da cabeça femoral localiza-se a artéria que entra no arco da cabeça sob o ligamento transverso e, portanto, está na verdade fora do espaço articular. Com aparelhos de ultrassom de alta resolução, é possível visualizar o fluxo sanguíneo e a onda de pulso na artéria ligamentar (▶ Fig. 3.26b) [33].

O ligamento acetabular transverso está localizado lateralmente ao ligamento da cabeça femoral e é a "continuação" do lábio através da incisura acetabular (▶ Fig. 3.27).

A ultrassonografia mostra a borda inferior do ílio como uma zona forte, semelhante a um reflexo, caudal, à qual está a zona hipoecoica da cartilagem trirradiada. Lateral a ela está a zona de tecido adiposo e conjuntivo que preenche a fossa acetabular. Esses tecidos, adiposo e conjuntivo, são na maioria das vezes fracamente ecogênicos ou quase anecoicos devido ao aumento do teor de gordura. O ligamento da cabeça femoral é mais ecogênico e irradia para a fóvea central com ecogenicidade especialmente forte. Uma possibilidade comum de confusão é entre a borda inferior do ílio e a fóvea central.

Ambas as estruturas são, em geral, igualmente ecogênicas, e o eco da fóvea central é muitas vezes mal interpretado como a borda inferior do ílio. As estruturas podem ser separadas conforme descrito anteriormente usando o exame dinâmico ou com base na ecogenicidade típica de três camadas (▶ Fig. 3.28):
- Lateral, a fóvea central,
- Medial, o eco da borda inferior do ílio e,
- Entre as duas estruturas, uma zona hipoecoica, que corresponde ao tecido adiposo e conjuntivo.

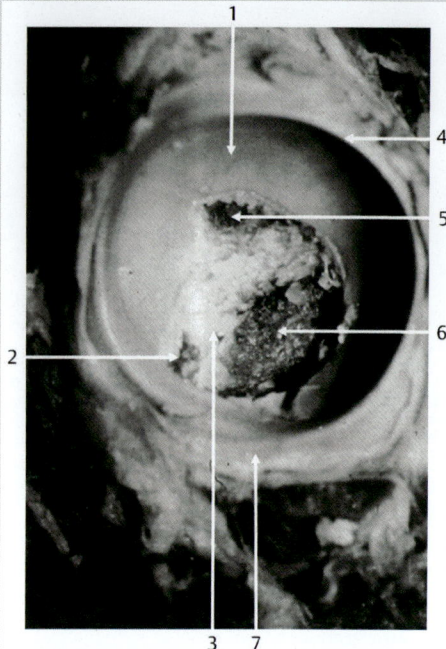

**Fig 3.25 Acetábulo esquerdo sob visão direta.** Preparo de uma criança de 3 meses de idade. O ligamento da cabeça femoral e o tecido da fossa acetabular são dissecados, o fundo da cavidade articular é exposto.
1 = Cartilagem semilunar
2 = Púbis
3 = Parte descendente da cartilagem trirradiada
4 = Lábio acetabular
5 = Ílio
6 = Ísquio
7 = Incisura acetabular com o ligamento transverso

**Fig. 3.27 Estruturas da fossa acetabular.** ▶
1 = Ligamento da cabeça femoral transverso acetabular
2 = Ligamento da cabeça femoral (verde) e a fóvea central (amarelo)
3 = Tecido adiposo da fossa acetabular
4 = Cartilagem trirradiada
5 = Pericôndrio no interior da pelve
a Representação esquemática das estruturas.
b Ultrassonografia de um recém-nascido com uma visualização da profundidade da fossa acetabular.

## 3.4 Fossa/Teto

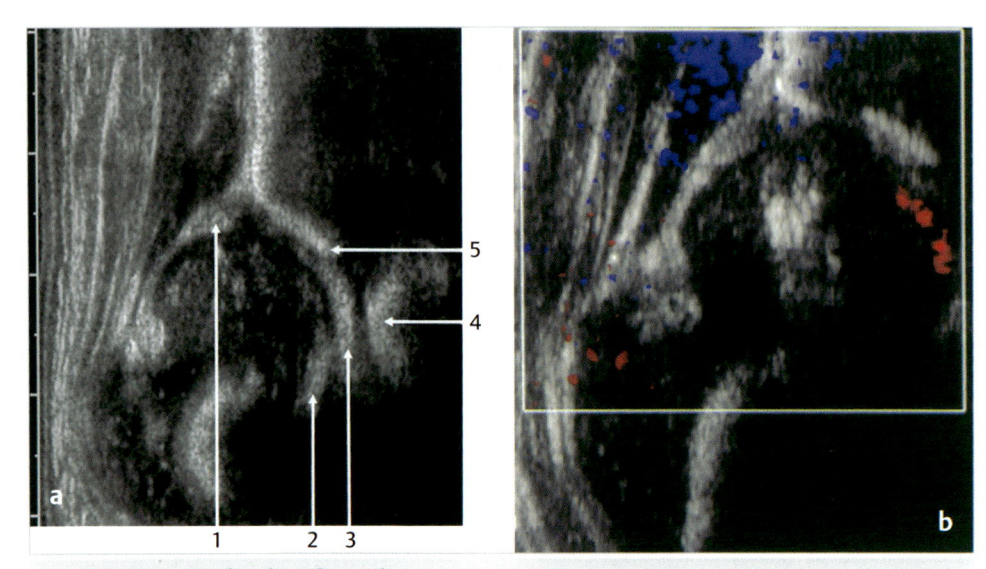

**Fig. 3.26 Ligamento da cabeça femoral.**
a A faixa é claramente visível na ultrassonografia.
  1 = Lábio acetabular
  2 = Ligamento da cabeça femoral transverso
  3 = Ligamento da cabeça femoral
  4 = Ísquio
  5 = Borda inferior do ílio
b A artéria no ligamento da cabeça femoral pode ser claramente visualizada com sua onda de pulso na ultrassonografia colorida de Doppler.

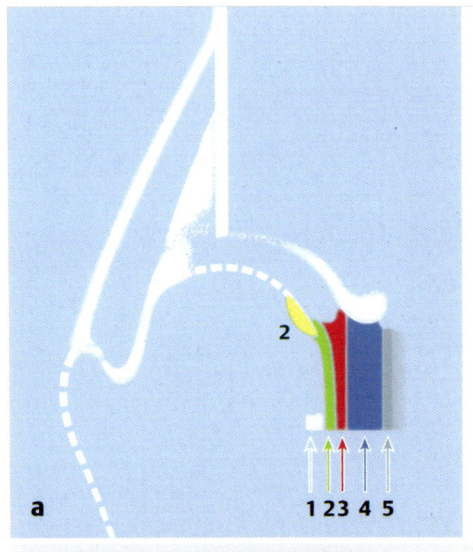

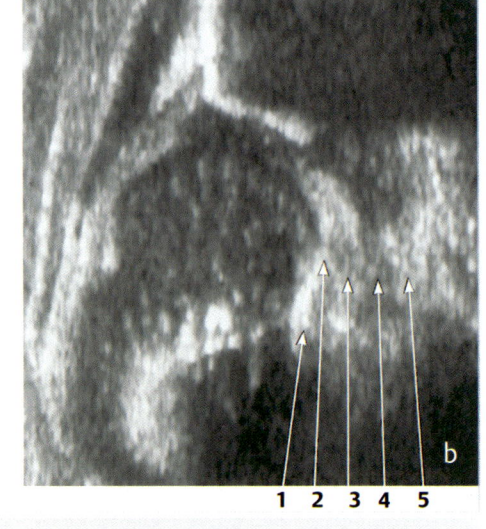

**Fig. 3.27 Estruturas da fossa acetabular.**

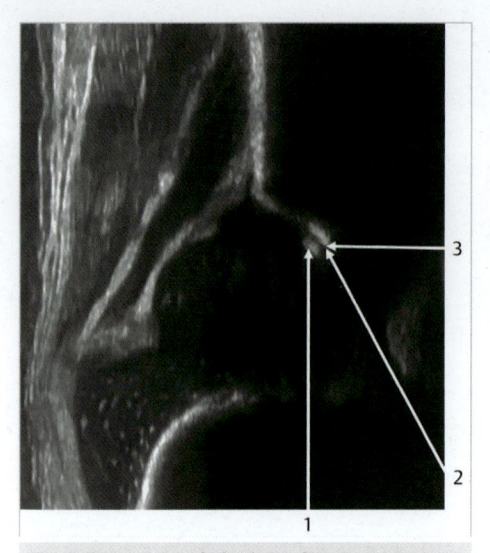

**Fig. 3.28** Ecogenicidade típica de três estruturas na profundidade da fossa acetabular.
1 = Ligamento da cabeça femoral com a fóvea central
2 = Ecos fracos do tecido adiposo da fossa acetabular (zona hipoecoica)
3 = Borda inferior do ílio

## 3.4.2 Teto Acetabular Cartilaginoso

### Nomenclatura

**Notas** **N!**
O teto do acetábulo primitivo pré-formado de cartilagem hialina é de grande importância na ultrassonografia do quadril.

Todas as formas de distúrbios e luxações da maturação do quadril deixam suas marcas ("estalos") no teto acetabular.

Uma classificação e tipificação só são possíveis se as estruturas no osso, mas especialmente no teto cartilaginoso, forem sempre identificadas de forma clara e inequívoca, mesmo em casos altamente patológicos.

Infelizmente, a nomenclatura não é uniforme, principalmente na área do teto acetabular.

O teto acetabular, ainda pré-formado com cartilagem hialina, repousa sobre o acetábulo ósseo. O limite periférico do teto acetabular cartilagíneo primitivo é composto por um anel fibrocartilaginoso denominado lábio acetabular. Este se sobressai livremente na articulação e só é fixado na sua base estreita.

Em um corte ultrassonográfico frontal, o teto cartilaginoso pré-formado é delimitado
- medialmente através da parte óssea do teto acetabular (chamado de parede do ílio),
- lateralmente pela faixa de tecido formada pela cápsula articular e o pericôndrio, e
- lateral e caudalmente através do lábio acetabular.

### Limbus

O termo *limbus* é impreciso e não deve ser usado hoje. A ultrassonografia deve diferenciar entre o teto acetabular primitivo cartilaginoso (teto de cartilagem) e o lábio acetabular devido à ecogenicidade diferente e ao comportamento diferente durante o processo de luxação (▶ Fig. 3.29).

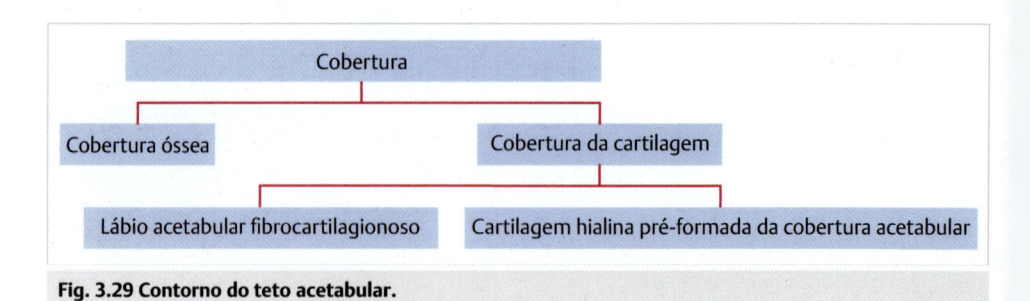

```
                    Cobertura
                   /         \
         Cobertura óssea    Cobertura da cartilagem
                           /                      \
          Lábio acetabular fibrocartilaginoso   Cartilagem hialina pré-formada da cobertura acetabular
```

**Fig. 3.29** Contorno do teto acetabular.

## 3.4.3 Limitação e Estrutura Ultrassonográfica Especial do Teto Acetabular

### Anatomia

O teto da cartilagem é encoberto lateralmente pelo pericôndrio (▶ Fig. 3.30 e ▶ Fig. 3.31).

A próxima estrutura lateral a ser vista é a cápsula articular, que se estende cranialmente a partir da prega sinovial. Ela termina em um coxim gorduroso, que pode ser reconhecido na ultrassonografia como uma tira hipoecoica. Lateralmente a esta faixa hipoecoica (coxim gorduroso da cápsula articular) há um forte eco na parte superior do teto de cartilagem: é a cabeça reflexa do músculo reto femoral.

Na própria cápsula articular, ao nível do lábio, encontra-se frequentemente a amplificação do eco. Este é o ligamento ísquiofemoral (▶ Fig. 3.32). Esta estrutura não deve ser confundida com o lábio ou mesmo ser mal interpretada como um "lábio rompido".

### Identificação Ultrassonográfica

Com dispositivos de alta resolução, as 3 estruturas anatômicas descritas acima podem ser distinguidas, porém devido as suas posições (▶ Fig. 3.33) muitas vezes dão a impressão de um eco de soma e são chamadas de "pericôndrio proximal" (▶ Fig. 3.34). O lábio acetabular possui uma boa ecogenicidade no interior da cápsula articular, às vezes, até mesmo separado ultrassonograficamente da cápsula articular pelo recesso. Proximal ao eco do lábio, do ligamento isquiofemoral de um lado e distal ao eco forte do chamado pericôndrio proximal, há uma redução visual da ecogenicidade, de modo que essa área é chamada de "*gap* do pericôndrio" (▶ Fig. 3.35; ver também ▶ Fig. 3.34).

A relativa redução da ecogenicidade, que deu origem ao termo "*gap* do pericôndrio" [27], é causada de um lado pelos ecos delicados da porção distal do pericôndrio e da cápsula articular, e do outro lado pelo eco da inserção do tendão do reto (cabeça reflexa).

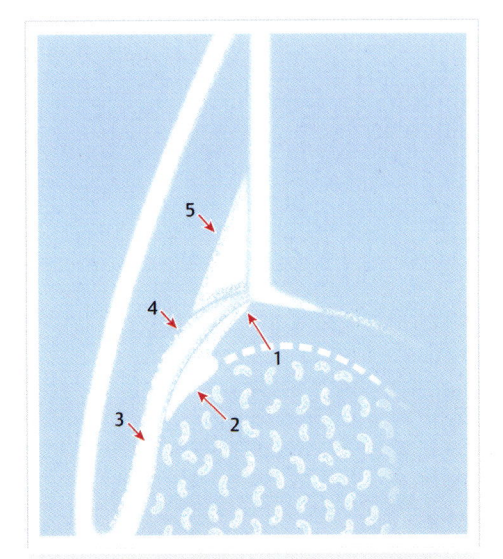

**Fig. 3.30 Anatomia do pericôndrio proximal ultrassonográfico.** Representação esquemática.
1 = Pericôndrio do teto acetabular de cartilagem hialina
2 = Lábio acetabular
3 = Cápsula articular com o ligamento isquiofemoral
4 = Cápsula articular na transição para o coxim gorduroso
5 = Tendão do músculo reto femoral, cabeça reflexa

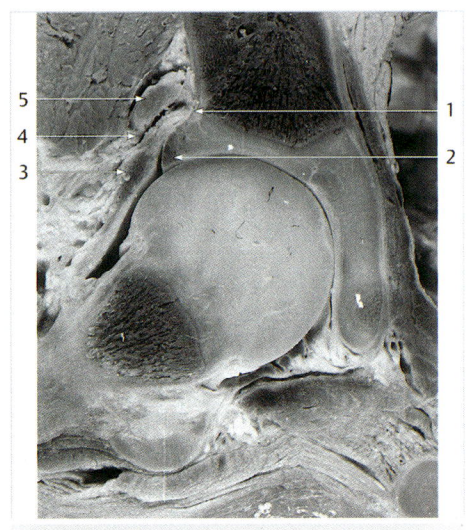

**Fig. 3.31 Anatomia do pericôndrio proximal.** Peça anatômica de cadáver.
1 = Pericôndrio do teto acetabular de cartilagem hialina
2 = Lábio acetabular
3 = Cápsula articular com o ligamento isquiofemoral
4 = Cápsula articular na transição para o coxim gorduroso
5 = Tendão do músculo reto femoral, cabeça reflexa

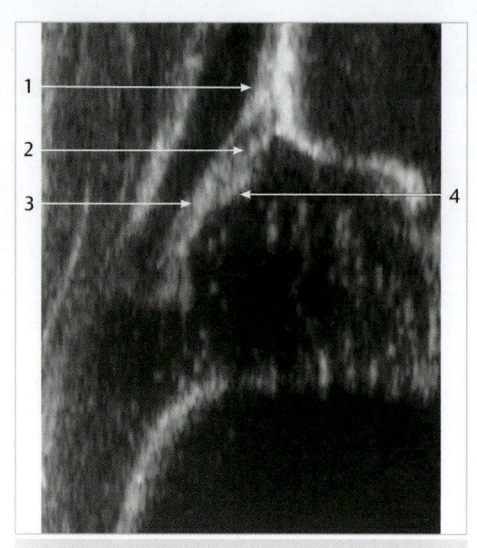

**Fig. 3.32 Identificação ultrassonográfica do pericôndrio proximal.**
1 = Tendão reto
2 = Fixação da cápsula articular com coxim gorduroso e pericôndrio
3 = Ligamento isquioifemoral
4 = Lábio acetabular

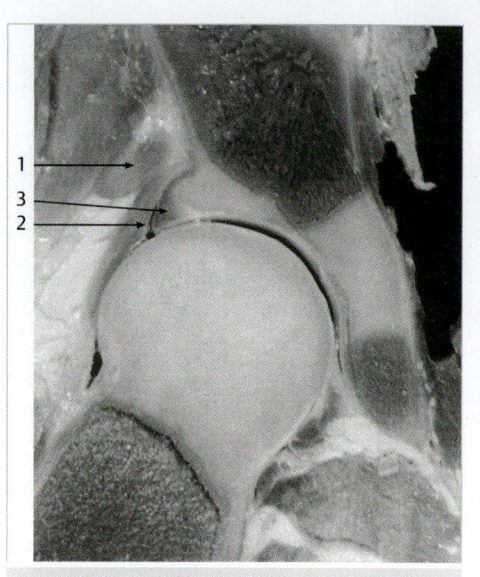

**Fig. 3.33 Corte oblíquo através da área do teto acetabular.** A separação entre o músculo reto femoral e a cápsula articular com o ligamento não tem boa visibilidade.
1 = Músculo reto femoral
2 = Ligamento isquioifemoral
3 = Lábio acetabular

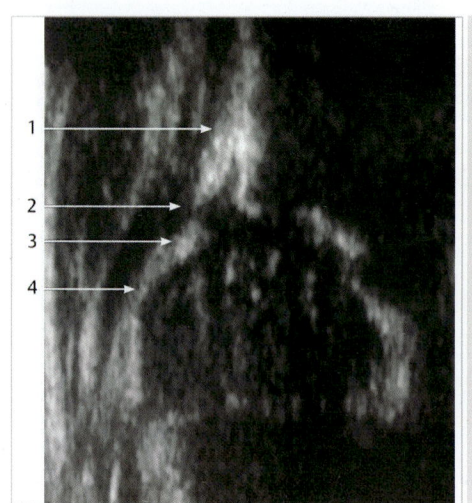

**Fig. 3.34 Eco somatório do "pericôndrio proximal".** As estruturas na área do pericôndrio proximal não podem ser separadas com mais exatidão. O pericôndrio proximal está presente como um eco de soma.
1 = Pericôndrio proximal
2 = *Gap* do pericôndrio
3 = Lábio acetabular
4 = Cápsula articular

## 3.4 Fossa/Teto

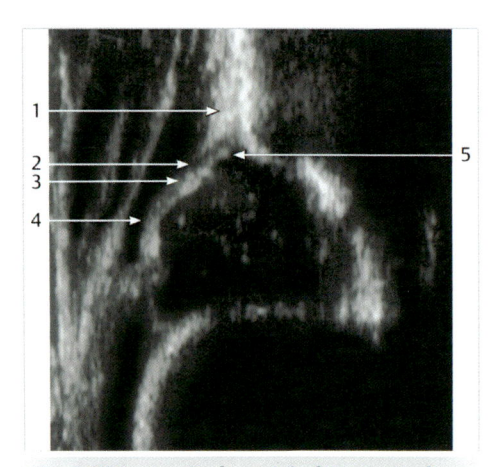

**Fig. 3.35 Separação do pericôndrio proximal.**
1 = Origem do tendão reto
2 = *Gap* do pericôndrio
3 = Lábio acetabular
4 = Cápsula articular
5 = Pericôndrio do teto acetabular de cartilagem hialina

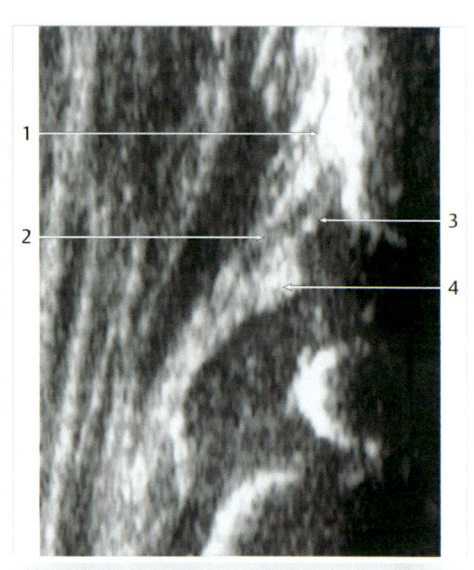

**Fig. 3.36 Pericôndrio proximal.**
1 = Fixação do tendão reto
2 = Cápsula articular passando para a zona hipoecoica do coxim gorduroso
3 = Pericôndrio do teto acetabular de cartilagem hialina
4 = Lábio acetabular

### Notas

- **Pericôndrio proximal:** O pericôndrio proximal é um eco de soma e consiste no pericôndrio do teto acetabular primitivo cartilaginoso, na cápsula articular e na inserção da cabeça reflexa do músculo reto femoral (▶ Fig. 3.36).
- ***Gap* do pericôndrio:** o *gap* do pericôndrio aparece através do salto de impedância entre o eco do tendão reto e o eco do ligamento isquiofemoral.

### 3.4.4 Resumo

#### Conclusão

- **Cavidade articular**
  - 3 ossos
  - Cartilagem trirradiada
  - Coberta por tecido conjuntivo
  - Ligamento da cabeça femoral
  - Ligamento transverso (em ponte sobre a incisura acetabular)
- **Pericôndrio:**
  - Pericôndrio proximal:
    - Pericôndrio
    - Cápsula articular (coxim gorduroso da cápsula articular)
    - Cabeça reflexa do músculo reto femoral
  - *Gap* do pericôndrio: baixa reflexividade e parte caudal do pericôndrio

## 3.5 Patologia da Cavidade Articular

Com exceção das luxações teratológicas do quadril, o processo de luxação devido à descentralização da cabeça femoral leva a deformidades muito específicas do osso, mas principalmente do teto acetabular cartilaginoso. Em outras palavras: se a cabeça femoral se desloca do acetábulo, isso deixa "marcas de arranhões" muito características no encaixe da articulação do quadril – tanto na parte cartilaginosa quanto na óssea. Se for então possível categorizar essas "marcas de arranhões" no acetábulo em etapas, essa tipificação exibe um registro instantâneo do processo dinâmico de luxação.

### 3.5.1 Alterações Morfológicas no Processo de Luxação

Para melhor compreender as imagens ultrassonográficas nos distúrbios da maturação do quadril, descreveram-se os achados anatômicos e histológicos durante o processo de luxação. Estudos morfológicos detalhados foram publicados por Bernbeck [9], Oelkers [71, 72], Dörr [14] e Ponseti [78]. Outras alterações na pelve embrionária inicial com perda da função de formação do acetábulo foram descritas em detalhes [6, 72, 78]. As mudanças histomorfológicas durante o processo de deslizamento foram descritas em detalhes [71, 72].

> **Notas** **N!**
> É importante perceber que a base do lábio é fixada ao teto cartilaginoso por fibras em forma de anel (▶ Fig. 3.37 e ▶ Fig. 3.38). Essas fibras conferem a essa região uma estabilidade especial.

No processo de luxação causado por forças de cisalhamento caudocranianos [55, 56, 57, 58], a base do lábio forma um pilar estável (hipomóclio) [71, 72], enquanto a ponta do lábio é empurrada cranialmente (▶ Fig. 3.39 e ▶ Fig. 3.40).

Apenas no caso raro de uma luxação teratológica que ocorreu no início do período fetal foi

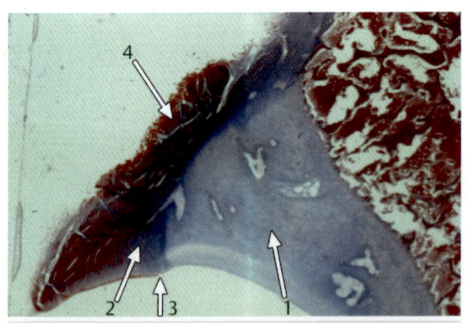

**Fig. 3.37 Corte através da parte cartilaginosa do teto acetabular.** O teto acetabular primitivo de cartilagem hialina localiza-se no acetábulo ósseo. A base do lábio acetabular é fortemente fixada com fibras colágenas ao teto acetabular cartilaginoso primitivo.
1 = Teto acetabular cartilaginoso primitivo
2 = Lábio acetabular
3 = Base do lábio acetabular
4 = Cápsula articular

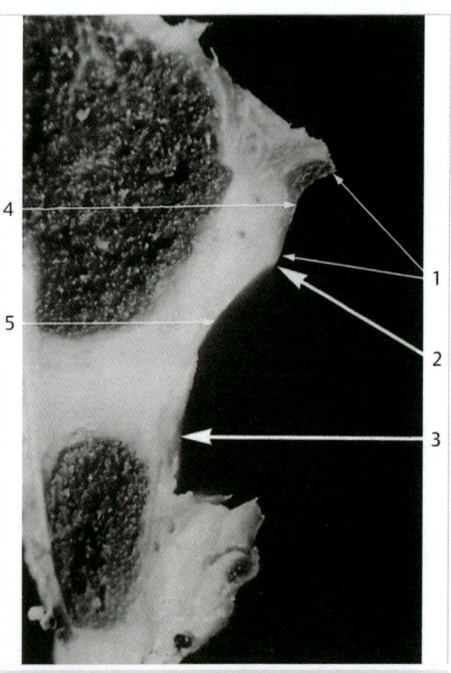

**Fig. 3.38 Corte macroscópico através de uma luxação acetabular.** O lábio deslocado cranialmente e o ponto hipomóclio (base do lábio) são claramente visíveis.
1 = Lábio
2 = Base do lábio
3 = Fossa acetabular
4 = Acetábulo secundário com lábio estendido
5 = Cartilagem semilunar (acetábulo primordial)

## 3.5 Patologia da Cavidade Articular

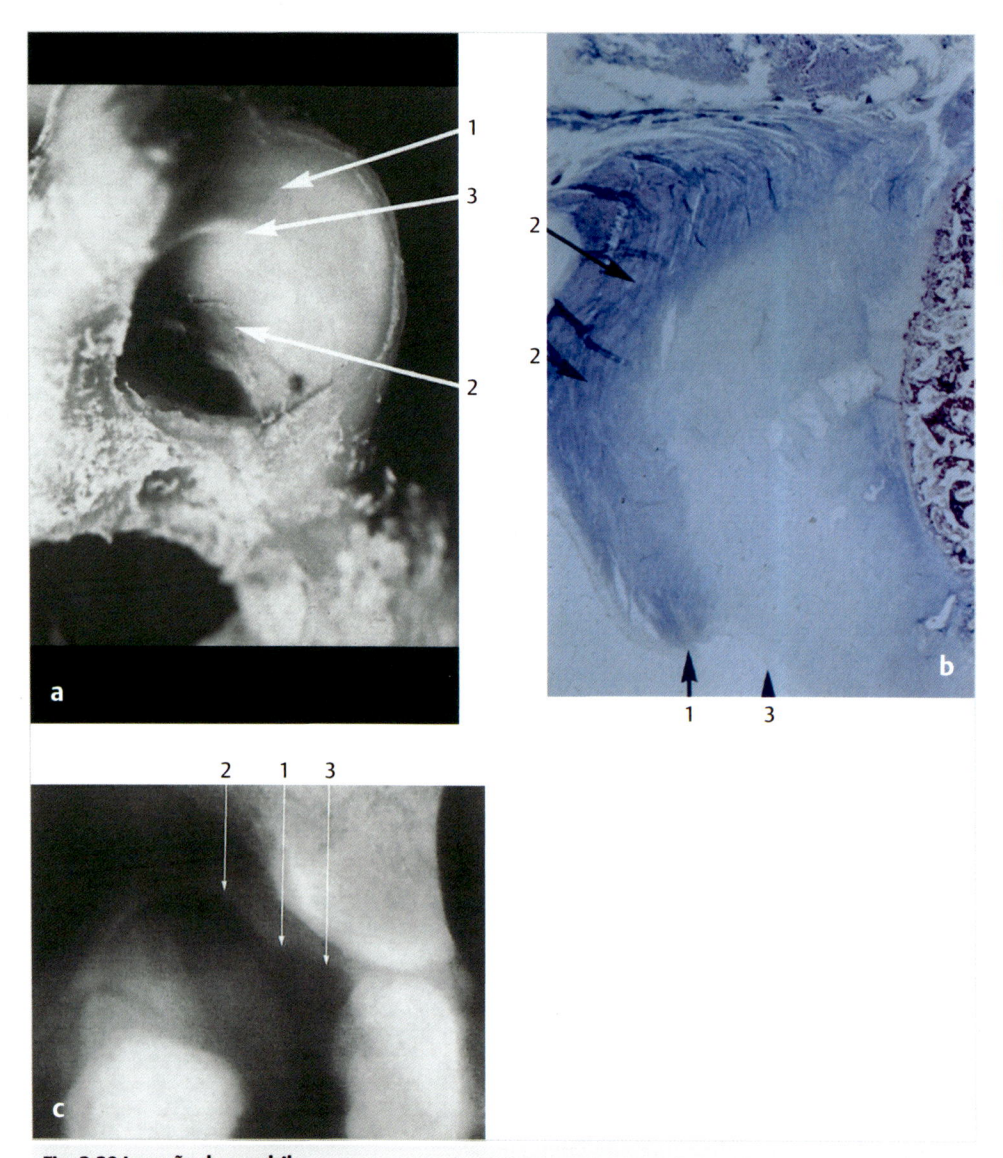

**Fig. 3.39 Luxação do quadril.**
a Articulação do quadril com "acetábulo secundário" e acetábulo primordial.
  1 = Acetábulo secundário
  2 = Acetábulo primitivo
  3 = Neolimbo de acordo com Ortolani
b Corte histológico.
  1 = Base do lábio pressionada caudalmente
  2 = Lábio acetabular deformado na direção craniodorsal
  3 = Teto de cartilagem hialina
c Imagem de radiografia.
  1 = Parte do teto cartilaginoso pressionado caudalmente
  2 = Ponta do lábio acetabular pressionado cranialmente
  3 = Acetábulo primitivo

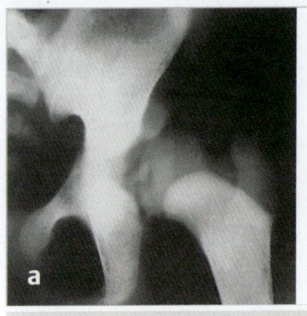

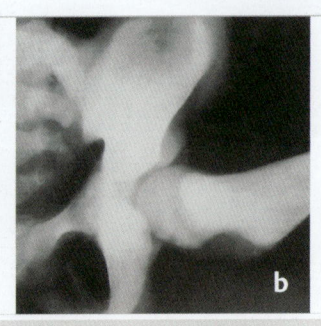

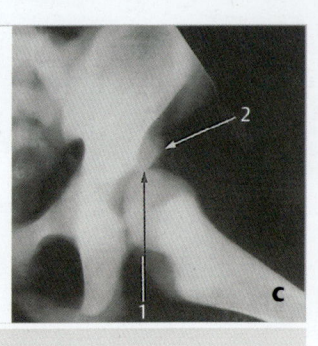

**Fig. 3.40 Cabeça femoral reposicionada em diferentes posições.**
**a** Redução incompleta: a cabeça femoral é pressionada contra a cartilagem acetabular empurrada caudalmente.
**b** Redução ideal por flexão e abdução moderada.
**c** A cartilagem acetabular, que é parcialmente pressionada caudalmente, e as partes do teto da cartilagem que são pressionadas cranialmente são claramente visíveis.
1 = Cartilagem acetabular
2 = Partes cartilaginosas do teto

detectado um lábio esmagado feito de fibrocartilagem [78]. Dörr chegou à mesma conclusão em suas investigações macroscópicas das preparações de luxação da coleção Ortolani [14].

### 3.5.2 Alterações Histológicas no Acetábulo Luxado

Há uma zona de crescimento na transição do teto acetabular de cartilagem hialina para o acetábulo. Isso é caracterizado pela estrutura de cartilagem colunar regular típica de uma fronteira cartilagem-osso (▶ Fig. 3.41).

Em articulações de quadril descentralizadas, forças de compressão e cisalhamento que causam alterações morfopatológicas induzidas por tensão de cisalhamento na placa de crescimento acetabular levam à interrupção do crescimento e ao achatamento progressivo do encaixe ósseo (▶ Fig. 3.42) [38]. Essas forças de cisalhamento caudocranianas, causadas pela luxação da cabeça femoral, normalmente deformam o teto da cartilagem não ossificada [80].

Com a deformação subsequente do teto cartilaginoso deformável do teto acetabular, ocorre inevitavelmente uma descentralização da cabeça femoral. Klisic cunhou o termo "Displasia do Desenvolvimento do Quadril" [47], que corresponde a este desenvolvimento, e substituiu o termo "Luxação Congênita do Quadril".

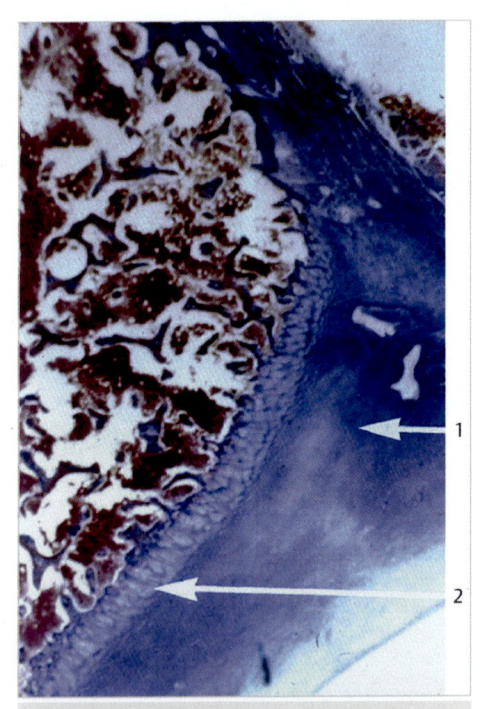

**Fig. 3.41 Histologia da área saudável do teto acetabular.** A cartilagem hialina do teto acetabular é separada da parte óssea do teto acetabular pela zona de crescimento cartilaginoso colunar.
1 = Cartilagem hialina do teto acetabular
2 = Zona de crescimento

## 3.5 Patologia da Cavidade Articular

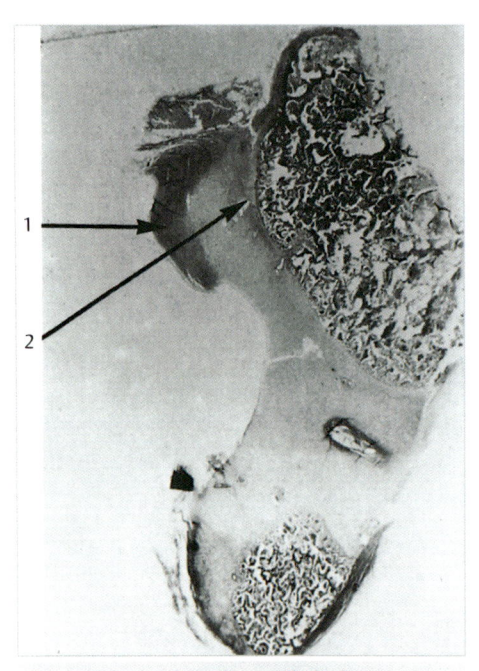

**Fig. 3.42 Corte plano do acetábulo direito** com a cápsula articular deslocada cranialmente, lábio acetabular e teto cartilaginoso deformado. A cartilagem colunar regular da zona de crescimento foi em grande parte destruída pela pressão e forças de cisalhamento (para comparação ver ▶ Fig. 3.41).
1 = Lábio acetabular
2 = Zona de crescimento

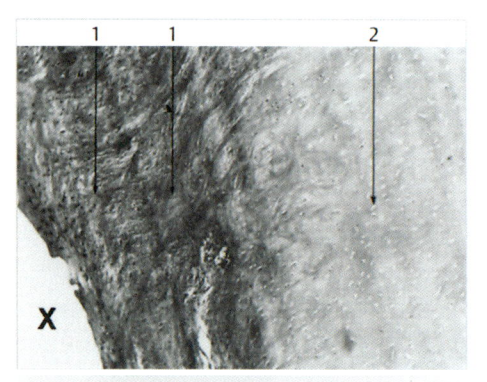

**Fig. 3.43 Cartilagem do teto acetabular com a cabeça femoral descentralizada.** Zona de remodelação devido ao desmascaramento das fibras de colágeno. A posição da cabeça femoral luxada está marcada com o "X". A cartilagem acetabular fora da zona de compressão ainda não mudou histologicamente.
1 = Cartilagem estruturalmente acometida (zona de compressão)
2 = Cartilagem histologicamente normal

### Aviso

O diagnóstico e, se necessário, o tratamento deve ser iniciado o mais cedo possível antes que a pressão e as forças de cisalhamento destruam irreversivelmente a histologia da cartilagem acetabular e da placa de crescimento!

Além disso, sob o efeito da pressão no teto cartilaginoso, a transformação histológica dos condrócitos em fibrócitos pode ocorrer e a estrutura histológica normal da cartilagem acetabular hialina pode ser perdida em regiões de pressão aumentada (▶ Fig. 3.43). Se esses processos histológicos de transformação ou degeneração atingem um certo grau, eles podem ser detectados pelo menos parcialmente pela ultrassonografia (ver Tipo IIIb). A consequência mais importante desses achados deve ser:

# 4 Procedimentos Táticos na Prática Ultrassonográfica

## 4.1 Identificação das Estruturas Anatômicas (*Checklist* I)

O primeiro passo em qualquer avaliação de uma ultrassonografia do quadril é identificar as estruturas anatômicas. A abordagem tática adequada pode evitar confusão e identificação errônea de estruturas anatômicas importantes – 54% dos diagnósticos errôneos são com base em identificação errônea!

### 4.1.1 Borda Osteocondral, Cabeça Femoral, Prega Sinovial e Cápsula Articular

O procedimento começa com as seguintes etapas:
- **Passo 1:** Primeiro, a borda osteocondral é identificada. Seguindo-se a borda osteocondral, chega-se à zona hipoecoica da cabeça femoral.
- **Passo 2:** Após a identificação da cabeça femoral, encontra-se o eco da prega sinovial, lateral à cabeça femoral e proximal à borda osteocondral.
- **Passo 3:** Após a identificação da prega sinovial, segue-se a cápsula articular em direção proximal até o lábio acetabular e osso do acetábulo de um quadril direito.

- **Passo 4:** O eco identificado como lábio acetabular deve ser verificado como o eco real do lábio usando-se as definições de lábio.

> **Aviso**
>
> Para o passo 3: Em casos patológicos, a cápsula articular é frequentemente confundida com um septo intramuscular!

### 4.1.2 Lábio Acetabular

O lábio acetabular projeta-se como um acessório. A parte articular entra na articulação em forma triangular e aninha-se contra a cápsula articular por dentro (▶ Fig. 4.1), com a qual não está fundida. Entre a cápsula articular e o lábio acetabular há um pequeno recesso (▶ Fig. 4.2).

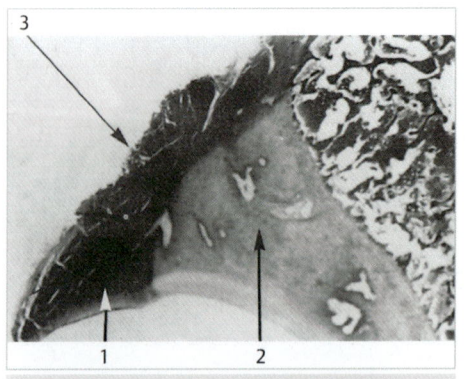

Fig. 4.1 Corte histológico através da parte cartilaginosa e óssea do acetábulo de um quadril direito.
1 = Lábio acetabular
2 = Teto acetabular cartilaginoso primitivo
3 = Cápsula articular ou pericôndrio

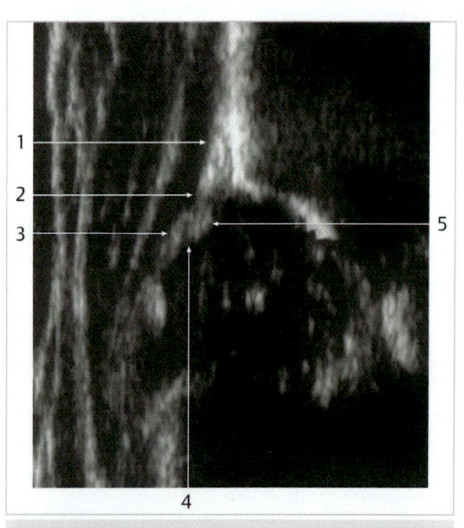

Fig. 4.2 Ultrassonografia com recesso perilabral claramente visível.
1 = Pericôndrio proximal
2 = *Gap* do pericôndrio
3 = Cápsula articular
4 = Recesso perilabral
5 = Lábio acetabular

## 4.1 Identificação Anatômica

O lábio é fixado apenas no teto acetabular pré-formado de cartilagem hialina.

Muitas vezes pode ser difícil localizar topograficamente o lábio acetabular com segurança por meio da ultrassonografia. Para localizá-lo inequivocamente, mesmo em situações difíceis, podem ser usadas as 4 definições de lábio [31, 32], que não precisam ser todas aplicáveis ao mesmo tempo. É suficiente definir inequivocamente o lábio com uma única definição.

### Definição de Lábio
- Lábio está sempre em contato com a cabeça femoral.
- Lábio é o eco que se encontra laterodistal ao teto acetabular hialino no interior da cápsula articular.
- Lábio localiza-se caudal ao *gap* do pericôndrio.
- Lábio acetabular encontra-se no local onde a cápsula articular se destaca da superfície da cabeça femoral.

**Aviso**

Possíveis erros: O lábio acetabular pode ser confundido
- com o eco do pericôndrio proximal,
- com o eco da prega sinovial ou
- com o eco do ligamento isquiofemoral.

### 4.1.3 Linha-Padrão

Após a identificação da borda osteocondral, da cabeça femoral, da prega sinovial, da cápsula articular e do lábio, segue-se a sequência-padrão:

Seguindo-se a superfície da cabeça femoral da direção lateral para medial após identificar o lábio acetabular, então a próxima estrutura que segue o lábio é o teto acetabular cartilaginoso hialino. Mais adiante, na direção medial, identificam-se os ecos do acetábulo ósseo. Ordem da lateral para medial:
- Lábio acetabular
- Teto cartilaginoso
- Acetábulo ósseo (não é a borda óssea!)

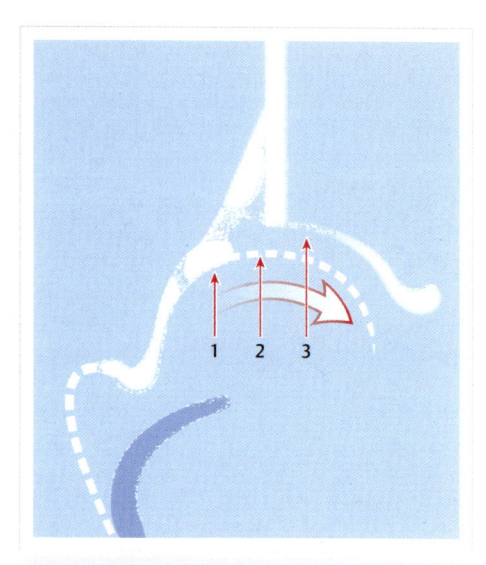

**Fig. 4.3 Linha-padrão.** A linha-padrão denota a sequência Lábio – Cartilagem – Osso.
1 = Lábio
2 = Cartilagem
3 = Osso

A sequência Lábio – Cartilagem – Osso é chamada de "Sequência-padrão" (▶ Fig. 4.3). A ordem das estruturas é basicamente inalterada mesmo em articulações patológicas do quadril. Portanto, a vantagem da sequência-padrão deve ser utilizada:

Os pontos de referência devem ser identificados na ordem supracitada (▶ Fig. 4.4):
- Borda osteocondral,
- Cabeça femoral,
- Prega sinovial,
- Cápsula articular,
- Lábio (acetabular),
- Teto cartilaginoso (cartilagem),
- Acetábulo ósseo (osso).

**Notas**

Forma abreviada da sequência-padrão: Lábio – Cartilagem – Osso.

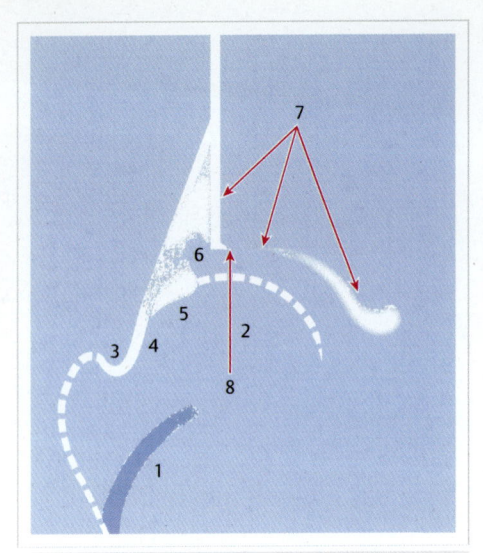

**Fig. 4.4 Procedimento para identificação anatômica (*Checklist* I).** As estruturas anatômicas devem ser identificadas na ordem correta:
1 = Borda osteocondral
2 = Cabeça femoral
3 = Prega sinovial
4 = Cápsula articular
5 = Lábio
6 = Cartilagem (teto acetabular cartilaginoso primitivo)
7 = Osso (acetábulo ósseo)
8 = Concavidade à convexidade (inflexão da borda óssea)

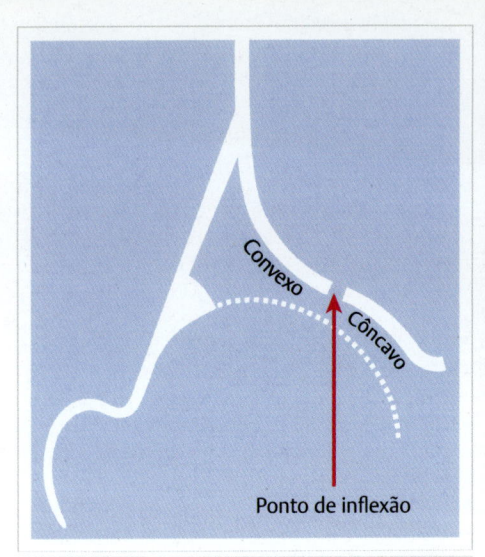

**Fig. 4.5 Inflexão da borda óssea.** Representação esquemática do ponto de inflexão da concavidade acetabular para a convexidade do ílio. Definição breve: Concavidade – Convexidade.

### Notas

Definição rápida: A borda óssea é o ponto de inflexão da concavidade para a convexidade.

## 4.1.4 Borda Óssea

A borda óssea é o ponto localizado mais lateralmente na concavidade acetabular. Por definição, é o ponto em que o teto acetabular ósseo passa da concavidade do acetábulo para a convexidade do osso ilíaco (▶ Fig. 4.5).

É importante sempre começar pela "concavidade" do acetábulo, isto é, procurar a borda de distal-medial para proximal-lateral ("de baixo para cima"). Além disso, muitas vezes uma sombra acústica pode ser observada no ponto de transição (▶ Fig. 4.6). A borda (ponto de medição) é o ponto localizado mais lateralmente da sombra acústica.

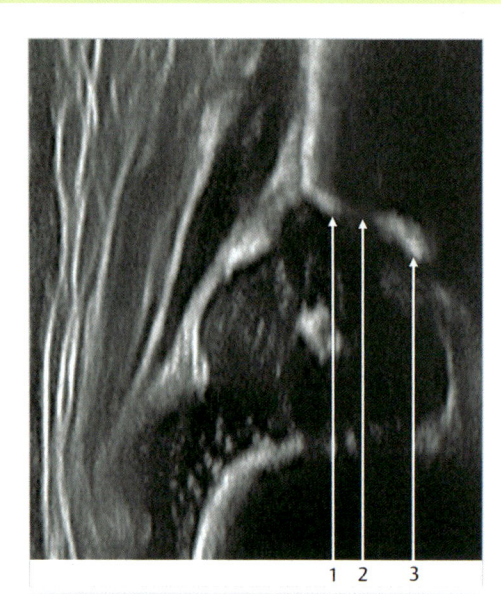

**Fig. 4.6 Inflexão da borda óssea.** Transição da concavidade para a convexidade. A borda óssea é localizada o mais lateral da sombra acústica.
1 = Borda óssea
2 = Sombra acústica
3 = Borda inferior do ílio

## 4.1.5 Checklist I

### Conclusão

*Checklist* I: Identificação anatômica
Antes que qualquer diagnóstico possa ser feito, a lista de verificação anatômica deve ser "trabalhada" primeiro. As seguintes estruturas devem ser devidamente identificadas:
- Borda osteocondral,
- Cabeça femoral,
- Prega sinovial,
- Cápsula articular,
- Lábio – Cartilagem – Osso (sequência-padrão),
- Concavidade – Convexidade (definição de borda).

Se apenas uma das estruturas mencionadas não for identificada, a ultrassonografia não poderá ser usada para o diagnóstico

## 4.2 Testes de Usabilidade (*Checklist* II)

Para que se possa criar um diagnóstico de quadril reproduzível, é necessária uma ultrassonografia no plano-padrão. A qualidade da ultrassonografia é verificada com a *checklist* II.

### 4.2.1 Princípio do Plano-Padrão

Como a cabeça femoral não é redonda e o encaixe ósseo associado cobre a cabeça femoral em diferentes extensões nas partes dorsal, média e anterior devido à evolução (▶ Fig. 4.7), o plano de corte da ultrassonografia através da articulação do quadril deve ser definido com precisão. Caso contrário, nenhum corte reprodutível através da articulação do quadril poderá ser feito.

Um plano pode ser estabelecido espacialmente quando se definem 3 pontos no espaço. Em relação a uma ultrassonografia do quadril, estes são os 3 pontos de referência a seguir:
- Borda inferior do ílio na fossa acetabular,
- Área central correspondente a uma secção frontal no teto acetabular (zona posterior do suporte de peso),
- Lábio acetabular.

### Ponto de Referência 1: Borda Inferior do Ílio

#### Conselhos Práticos

A fim de se poder tirar conclusões sobre o acetábulo e sua estrutura, o corte ultrassonográfico deve ser colocado na zona de carga do acetábulo ("o centro ultrassonográfico").

A borda inferior do ílio na fossa acetabular é a parte do ílio que se encontra na fossa acetabular e não é coberta pela cartilagem semilunar (ver ▶ Fig. 4.7). Assim constrói-se ultrassonograficamente o centro do acetábulo. Se a borda inferior do ílio estiver faltando na ultrassonografia, isso significa que o corte ultrassonográfico simplesmente não foi feito através da articulação do quadril. Neste caso, não é necessária uma avaliação

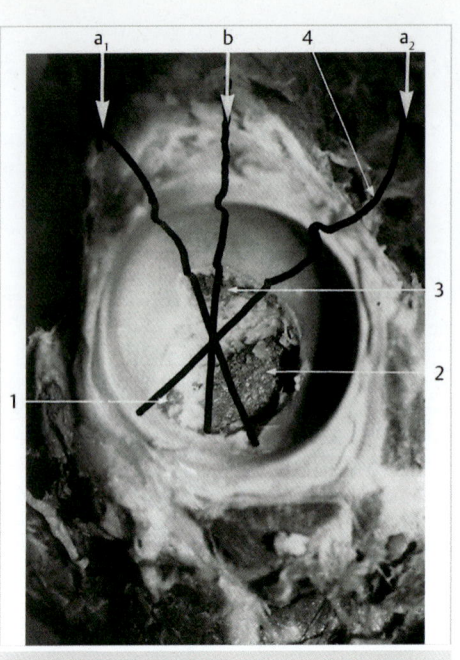

**Fig. 4.7 Três planos de secção através da fossa acetabular.** Acetábulo esquerdo em supervisão.
a₁ = O corte atravessa o teto acetabular frontalmente.
a₂ = O corte percorre a parte dorsal protuberante e do teto acetabular e passa por cima da concavidade da fossa glútea.
b = Seção frontal exata.
1 = Púbis
2 = Ísquio
3 = Ílio
4= Concavidade da fossa glútea

adicional da secção nas áreas do teto acetabular e do lábio acetabular.

Isso porque essas estruturas só podem ser topograficamente atribuídas de modo correto se o ponto pivô do plano de corte – o centro do acetábulo – e, portanto, o ílio for representado. Isso significa que, ao se escanear, a borda inferior do ílio deve sempre ser localizada antes do plano de corte no teto acetabular e do lábio.

### Notas

"Não há salvação na ultrassonografia do quadril sem a borda inferior do ílio" – Há apenas uma exceção a esta regra: no caso de articulações descentralizadas, a borda inferior do ílio às vezes não é visível na ultrassonografia: a cabeça femoral está deslocada dorsocranialmente e encontra-se então fora do plano-padrão (ver ▶ Fig. 4.13a).

## Ponto de Referência 2: Plano de Corte

Se a borda inferior do ílio estiver representada, então o primeiro princípio básico, isto é, colocar o corte no meio do acetábulo, foi cumprido.

Quanto ao problema da área média do teto acetabular: A técnica de imagem de secção ultrassonográfica possibilita visualizar toda a circunferência da área acetabular como em uma tomografia.

Por razões evolutivas, para fazer a transição da marcha quadrúpede para a postura ereta (rotação pélvica), as partes dorsais do teto ósseo são mais desenvolvidas do que as ventrais médias. Por outro lado, isso também significa que, dependendo da escolha da secção feita no teto acetabular, desde uma cobertura óssea muito boa (borda dorsal) até uma cobertura óssea ruim (borda acetabular ventral), podem ser observadas condições de cobertura completamente diferentes.

Para diferenciar se o teto acetabular foi atingido pelo plano de corte na parte ventral, média ou posterior, é essencial visualizar a borda inferior do ílio, por onde passa o eixo de rotação (ver ▶ Fig. 4.10). Caso isso tenha acontecido, podem-se encontrar ecos típicos do ílio, os quais podem ser atribuídos à área do teto acetabular ventral, médio e dorsal.

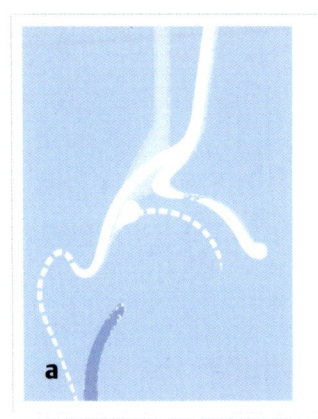

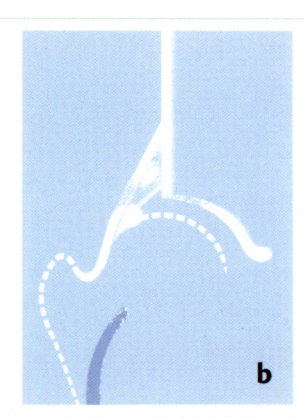

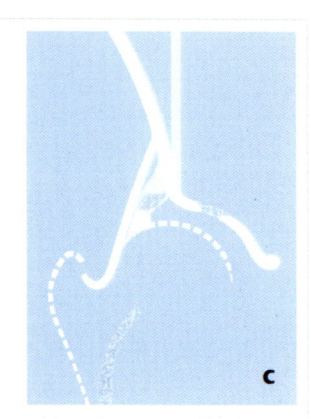

**Fig. 4.8 Cortes do teto acetabular.**
a Corte Dorsal. O corte dorsal é caracterizado em comparação com a seção do meio, que mostra uma silhueta ilíaca alongada (ver ▶ Fig. 4.8b).
b Corte médio. No corte médio, a silhueta do ílio mostra um percurso alongado, geralmente paralelo à borda do monitor.
c Corte Ventral. No corte ventral, a silhueta do ílio inclina-se em direção ao transdutor, e, à esquerda, em projeção anatômica. Para comparação, o corte médio também foi plotado.

## Características do Corte Dorsal

A silhueta do osso ilíaco proximal à borda óssea estende-se em forma de calha para a direita quando a imagem é projetada verticalmente, isto é, ela se afasta do transdutor. A impressão em forma de calha corresponde à fossa glútea. Além disso, a área da borda é geralmente "em forma de nariz" e arredondada de acordo com a protuberância do teto acetabular dorsal (▶ Fig. 4.8a).

## Características do Corte Médio

A silhueta do ílio proximal à borda óssea toma uma linha reta e, assumindo-se um posicionamento padronizado (berço) e técnica de varredura (guia do transdutor), move-se cranialmente paralela ao transdutor (borda do monitor) (▶ Fig. 4.8b).

## Características do Corte Ventral

A silhueta do ílio cranial à borda óssea se aproxima do transdutor, ou seja, inclina-se para a esquerda quando a projeção está na vertical (▶ Fig. 4.8c e ▶ Fig. 4.9).

## Ponto de Referência 3: Lábio Acetabular

Orientado para a borda inferior do ílio, o plano de corte foi centrado no meio do acetábulo (ponto de referência 1; ▶ Fig. 4.10). Ajustando o plano de corte na área central do teto acetabular (ponto de referência 2), o plano é determinado no acetábulo ósseo (▶ Fig. 4.11a e ▶ Fig. 4.11b). Sem a definição de um terceiro ponto de referência, o plano frontal pode ser inclinado na direção ventrocentral e dorsocentral (▶ Fig. 4.11c). Isso poderia levar a cortes oblíquos na articulação do quadril, o que resultaria em distorções da imagem (lembrete: "corte transversal e corte oblíquo através de um tubo"). A fim de evitar estes planos inclinados semelhantes ao batente de uma janela, o lábio é usado como o ponto de referência 3. O lábio só pode ser visualizado na ultrassonografia com um reflexo claro quando for amplamente escaneado na perpendicular.

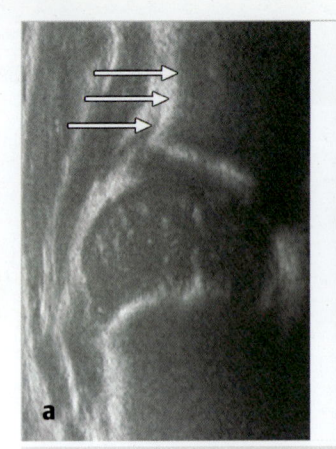

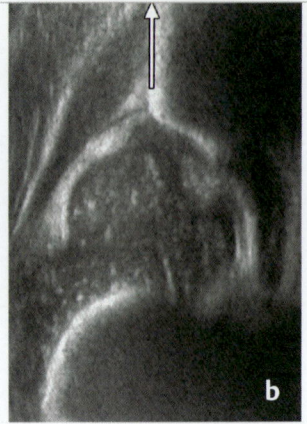

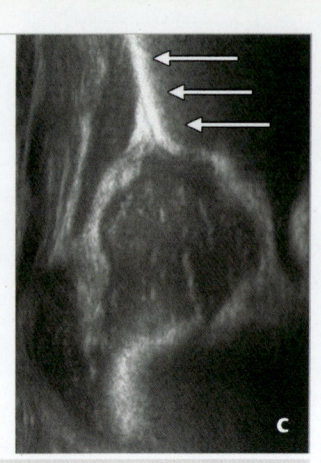

**Fig. 4.9 Silhueta ilíaca em função do plano de corte.** A mesma articulação do quadril em diferentes planos de corte no teto acetabular. As setas denotam o eco do ílio.
**a** Corte dorsal reconhecível pela silhueta ilíaca em forma de calha (ver ▶ Fig. 4.7a$_2$).
**b** Corte médio (corte-padrão) com uma silhueta ilíaca esticada (ver ▶ Fig. 4.7b).
**c** Corte ventral com silhueta ilíaca tendendo à borda da imagem (ver ▶ Fig. 4.7a$_1$).

## 4.2.2 Testes de Usabilidade

Um corte ultrassonográfico só pode ser usado para avaliação se os critérios da *checklist* II forem atendidos de acordo com a *checklist* I:
- Representação da borda inferior do ílio (▶ Fig. 4.12),
- Corte médio do teto acetabular,
- Representação do lábio acetabular.

> **N!**
> **Notas**
>
> Forma abreviada do teste de usabilidade: Borda inferior – Plano – Lábio.

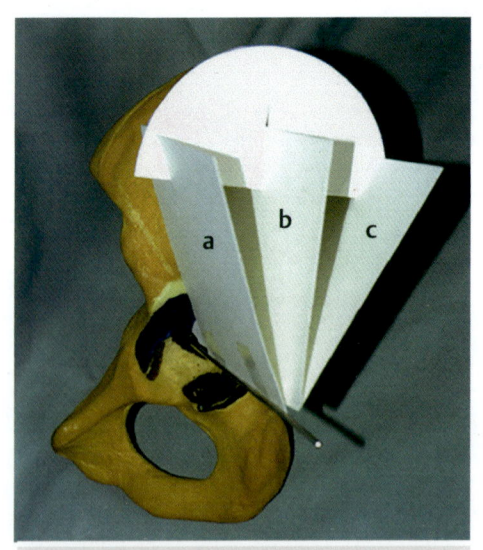

**Fig. 4.10 Borda inferior do ílio.** A borda inferior do ílio foi marcada com um pino de metal, simbolizando o eixo de rotação.
**a** Corte ventral
**b** Corte médio (corte-padrão)
**c** Corte dorsal

Se um desses critérios de imagem estiver faltando, as imagens da ultrassonografia não são úteis para uma avaliação. Exceção: Nas articulações descentralizadas nas quais a cabeça femoral se desloca cranialmente-dorsalmente, a borda inferior do ílio e a área média do teto acetabular, muitas vezes, não podem ser visualizadas porque a cabeça femoral saiu do plano-padrão cranialmente-dorsalmente como resultado do processo de descentralização.

## 4.2 Testes de Usabilidade

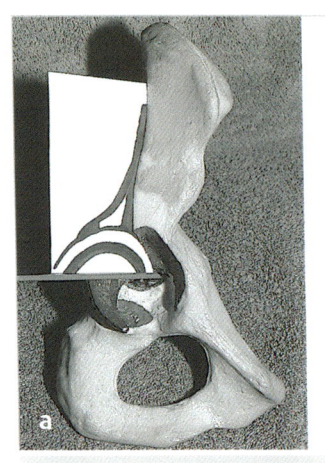

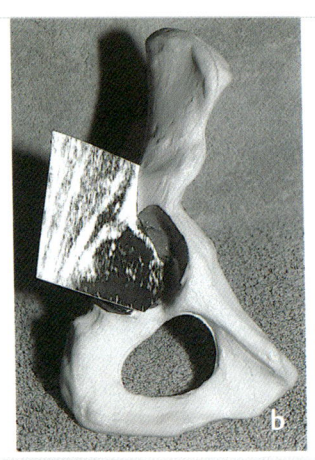

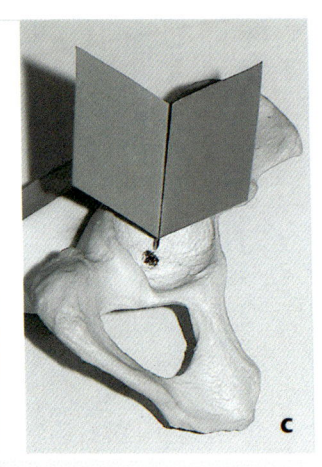

**Fig. 4.11 Ajuste da área média do teto acetabular.**
a Esquema: A borda inferior do ílio é marcada com um pino de metal.
b Acima da borda inferior do ílio, o ultrassom é posicionado na área média do teto acetabular.
c Cortes diagonais no sentido ventrocentral e dorsocentral devem ser evitados, pois levam a distorções de imagem que causam diagnósticos incorretos.

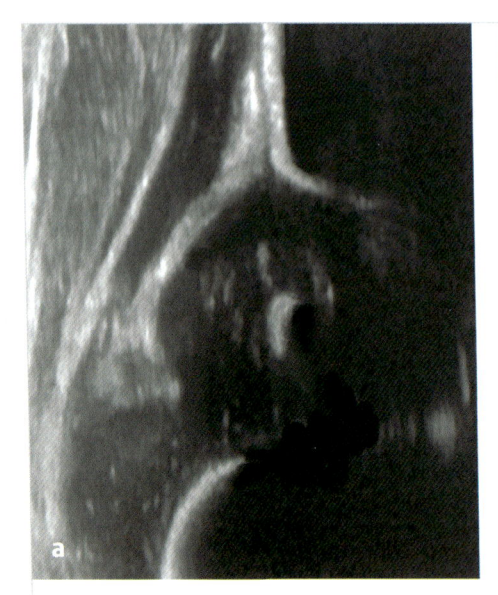

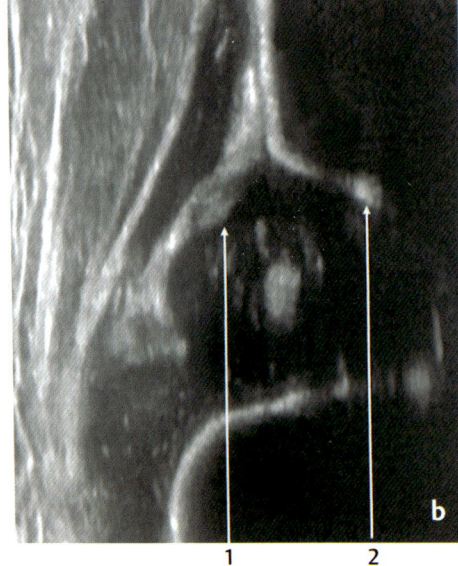

**Fig. 4.12 Representação da borda inferior do ílio.** A borda inferior do ílio deve estar presente, caso contrário a imagem não pode ser utilizada.
a A borda inferior do ílio está faltando ("esvoaçada"), a ultrassonografia é inutilizável.
b A mesma articulação do quadril que em a borda inferior do ílio é clara e nitidamente delineada.
1 = Lábio acetabular
2 = Borda inferior do ílio

Pelas razões descritas acima, a sequência especificada deve ser rigorosamente respeitada. Muitas vezes, tenta-se erroneamente definir a área correta do plano de corte no teto acetabular em primeiro lugar. Isso é completamente inútil se a borda inferior do ílio não tiver sido claramente representada de antemão. Se este não for o caso, uma silhueta ilíaca reta pode ser representada pela inclinação, que sinaliza incorretamente a parte do meio do teto acetabular.

### Conselhos Práticos

O pré-requisito para uma configuração sem erros do plano de corte correto do teto acetabular médio e do lábio acetabular é a representação da borda inferior do ílio. Isso é de importância decisiva no processo de exame por ultrassom!

## 4.2.3 Checklist II

### Conclusão

**Checklist II: Testes de usabilidade**
- A borda inferior do ílio foi representada?
- O plano de corte é exibido corretamente?
- O lábio acetabular foi representado?

## 4.2.4 Exceções e Desvios das Silhuetas de Corte Típicas

A única exceção à *checklist* II é no caso de articulações descentralizadas, nas quais a cabeça femoral é deslocada cranialmente-dorsalmente e sai do plano-padrão. Se a cabeça femoral desliza para fora do acetábulo, ela desliza não apenas cranialmente, mas também dorsalmente. A cabeça femoral luxada e o acetábulo com a borda inferior do ílio no corte frontal ficam em planos diferentes (▶ Fig. 4.13).

Nessas articulações do quadril, é importante apenas distinguir se a cabeça femoral pressionou a cartilagem do teto acetabular cranialmente (Tipo III) ou caudalmente (Tipo IV). Isso tem um efeito na classificação do tipo. Segue-se, portanto, a cabeça femoral luxada com o plano acústico em direção dorsal, saindo, assim, da área média do teto acetabular (ver ▶ Fig. 4.13a). Portanto, se, por um lado, a borda inferior do ílio geralmente não é mostrada, por outro lado, o plano dorsal é muitas vezes incluído (ver ▶ Fig. 4.13b e ▶ Fig. 4.13c).

## 4.2.5 Ecos da Fossa Acetabular

A estruturação anatômica especial da fossa acetabular é refletida em um padrão de eco complexo. Nesta área, o plano acetabular consiste em três camadas (▶ Fig. 4.14):

- **Camada mais profunda (camada medial):** Ela consiste no ílio, cranialmente, no ísquio, dorsalmente, e em pequenas partes do púbis, ventralmente. Todos os ossos são conectados pela cartilagem trirradiada (ver ▶ Fig. 3.25).
- **Camada média:** consiste em tecido conjuntivo e gorduroso que reveste a fossa acetabular.
- **Camada lateral:** consiste no ligamento da cabeça femoral e no ligamento transverso.

**Fig. 4.13** Planos de corte com cabeça femoral luxada.
**a** A cabeça femoral desliza cranial e dorsalmente, deixando assim o nível-padrão.
**b** Ultrassonografia de uma articulação do quadril descentralizada, Tipo IIIa. Como resultado da direção do deslocamento dorsocraniano, o plano de corte é disposto dorsalmente.
1 = Cabeça femoral
2 = Teto da cavidade cartilaginosa hialina
3 = Pericôndrio estendendo-se cranialmente
4 = Silhueta ilíaca em forma de calha, está com corte dorsal
**c** Quadril descentrado Tipo IV. A cabeça femoral ainda está mais deslocada dorsalmente do que em **b**. Isso fará com que silhueta ilíaca em forma de calha, o corte dorsal característico, seja ainda mais claramente visível. A borda inferior do ílio não pode mais ser vista claramente por que a cabeça femoral do plano-padrão deslizou.
1 = Cabeça femoral
2 = Cartilagem acetabular hialina deslocada caudalmente
3 = Tecido na fossa acetabular
4 = Silhueta ilíaca em concha
5 = Curso em forma de calha do pericôndrio proximal

## 4.2 Testes de Usabilidade

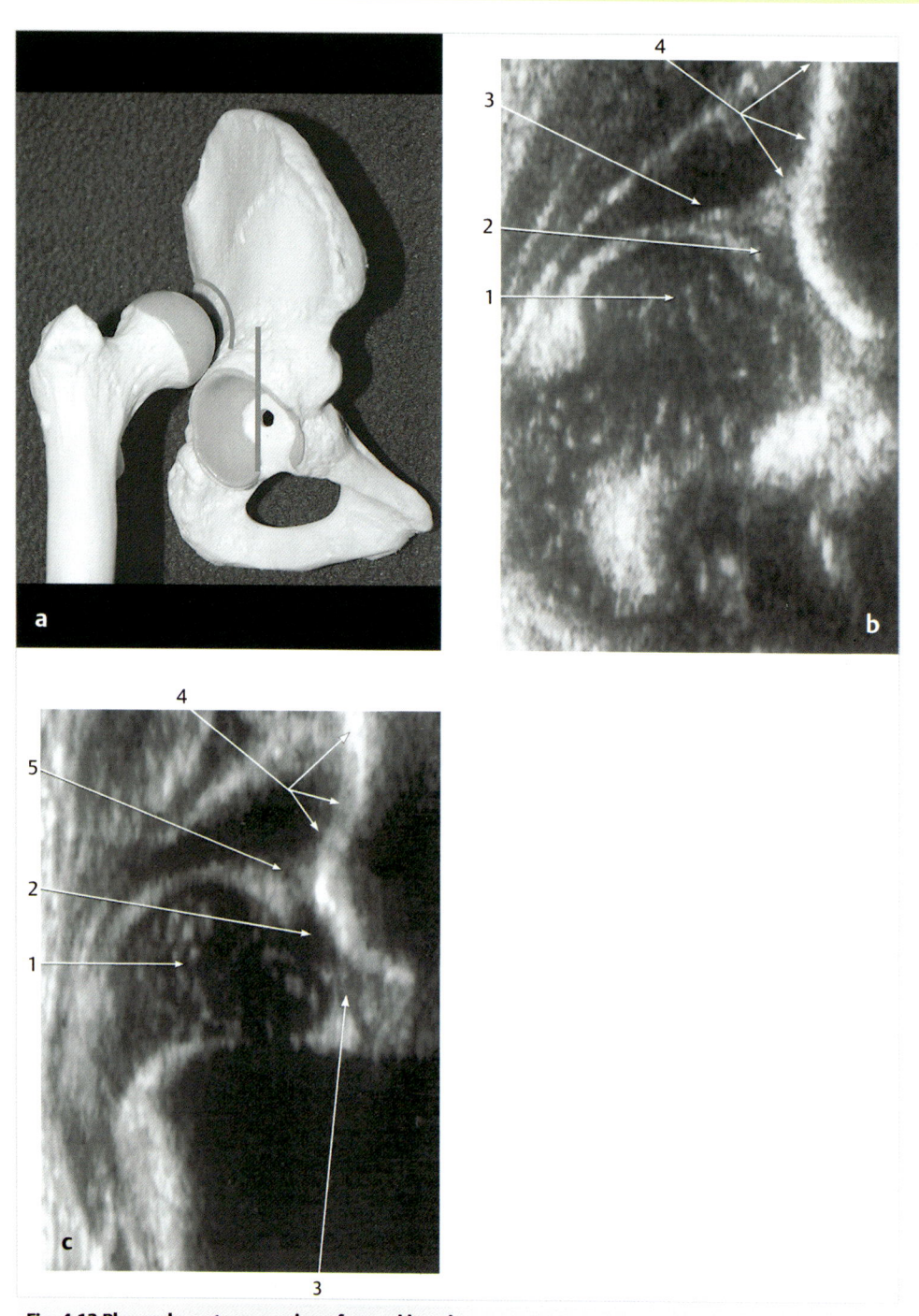

Fig. 4.13 Planos de corte para cabeça femoral luxada.

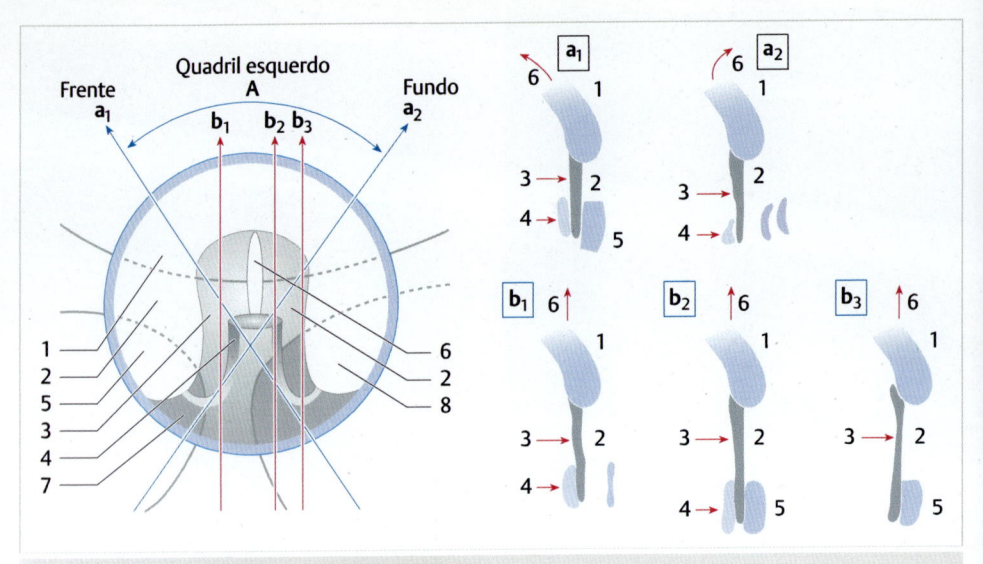

**Fig. 4.14 Estruturas anatômicas da fossa acetabular.**
**Esquerda:** Desenho esquemático do acetábulo esquerdo correspondente a ▶ Fig. 4.7.
$a_1$ = Percurso do corte anterocranial e posterocaudal
$a_2$ = Percurso de corte caudocranial e anterocaudal
$b_1$, $b_2$, $b_3$ = Cortes frontais puros
1 = Cartilagem semilunar
2 = Cartilagem trirradiada
3 = Tecido da fossa acetabular, parcialmente dissociado
4 = Ligamento da cabeça femoral
5 = Púbis coberto pela cartilagem semilunar
6 = Superfície cortada do tecido preparado da fossa acetabular
7 = Ligamento transverso
8 = Ísquio
**Direita:** Ecoestrutura correspondente às intersecções na parte esquerda.
$a_1$, $a_2$ = Cortes rotacionados
$b_1$, $b_2$, $b_3$ = Cortes frontais puros
1 = Ílio
2 = Zona hipoecoica da cartilagem trirradiada
3 = Tecido da fossa acetabular
4 = Ligamento da cabeça femoral
5 = Ísquio
6 = Contornos ilíacos (direcionados para ventral em $a_1$, para trás em $a_2$; puxados para cranial nos planos de corte $b_1$, $b_2$ e $b_3$)

## 4.3 Resumo

Devido às diferentes estruturas da fossa acetabular, dependendo da incisão, surgem diferentes ecos. Seguindo as diferentes incisões de cranial a caudal, as estruturas anatômicas da fossa acetabular podem ser mostradas de forma diferente.

## 4.3 Resumo

Antes de se avaliar a ultrassonografia do quadril, a identificação anatômica (*checklist* I) (p. 46) deve ser sempre realizada primeiro (▶ Fig. 4.15 a). Isso deve ser feito antes do teste de usabilidade (*checklist* II). Quando o teste de usabilidade é realizado primeiro, é possível que um dos 3 pontos de referência seja identificado incorretamente. Isso pode levar a erros fatais, se, por exemplo, a borda inferior do ílio for confundida com a fóvea central, ou se o lábio acetabular for confundido com a prega sinovial.

Após a identificação anatômica dos ecos, o teste de usabilidade (p. 49) decide se uma ultrassonografia pode ser usada para a avaliação e se atende aos requisitos qualitativos. Em princípio, uma ultrassonografia só pode ser usada para medição se a articulação do quadril for mostrada no plano-padrão (plano de medição). Isso significa que as seguintes estruturas devem ser representadas (▶ Fig. 4.15b e ▶ Fig. 4.15c):
- Borda inferior do ílio
- Área média do teto acetabular
- Lábio acetabular.

## Conclusão

*Checklist* I
Identificação anatômica das seguintes estruturas:
- Borda osteocondral
- Cabeça femoral
- Prega sinovial
- Cápsula articular
- Lábio
- Sequência-padrão (Lábio – Cartilagem – Osso)
- Definição de borda (Concavidade – Convexidade)

*Checklist* II
Testes de usabilidade:
- A borda inferior do ílio foi representada?
- O plano de corte é exibido corretamente?
- O lábio acetabular foi representado?

**Verificação curta:** Borda inferior - Plano – Lábio

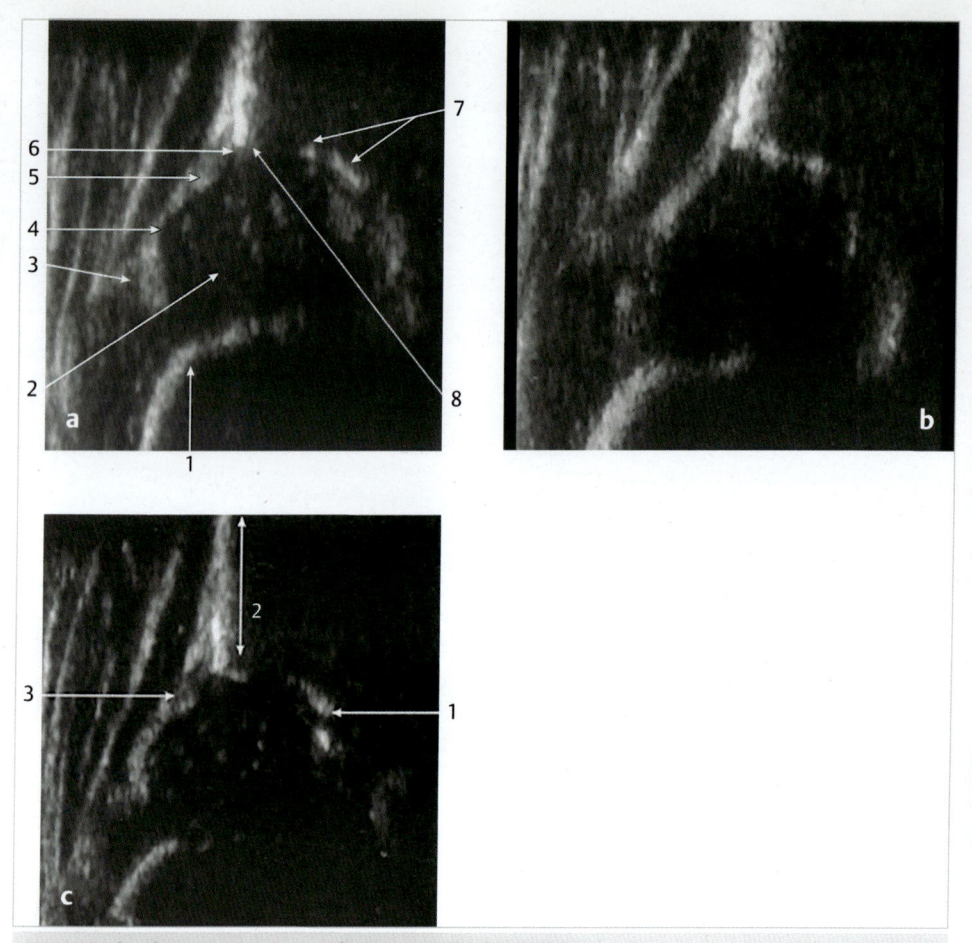

**Fig. 4.15 Abordagem tática para a ultrassonografia do quadril.**
**a** Checklist I:
  1 = Borda osteocondral
  2 = Cabeça femoral
  3 = Prega sinovial
  4 = Cápsula articular
  5 = Lábio acetabular
  6 = Teto acetabular cartilaginoso primitivo
  7 = Acetábulo ósseo
  8 = Borda óssea
**b** Checklist II: Borda inferior do ílio presente? O plano de corte está correto? Lábio acetabular visível? No presente exemplo, nenhum dos 3 pontos de referência está definido corretamente.
**c** A mesma articulação do quadril que em **b**, mas em um ambiente diferente: a ultrassonografia está correta. A borda inferior do ílio é mostrada corretamente. A silhueta ilíaca alongada e o lábio acetabular são visíveis.
  1 = Ílio
  2 = Silhueta ilíaca
  3 = Lábio acetabular

# 5 Posicionamento e Técnica de Varredura, bem como Possíveis Fontes de Erro

O sistema de avaliação dos quadris do bebê na ultrassonografia é independente da posição. É, portanto, à princípio indiferente à forma como a criança é posicionada.

No entanto, provou ser bem-sucedido apoiar o bebê de lado e direcionar as ondas sonoras na direção frontal. O trocanter maior é o ponto de acoplamento.

Ao se observar certas instruções de procedimento, é possível produzir uma ótima ultrassonografia do quadril em um tempo bastante curto. O bebê deve estar o mais confortável, acomodado e aquecido possível no decúbito lateral. Um berço de posicionamento e uma guia de transdutor são obrigatórios. Isso garante que o bebê esteja o mais calmo possível durante o exame. Todas as medidas que fixam o bebê numa posição forçada durante o exame, como um acompanhante segurando a perninha do bebê, por exemplo, devem ser evitadas. Para não se irritar o bebê durante o exame clínico, a ultrassonografia deve ser realizada primeiro.

## 5.1 Vantagens da Recomendação Técnica do Exame

O problema: Os três pontos de referência, a borda inferior do ílio, o plano de corte, e o lábio, devem estar bem representados, mesmo que o tamanho das estruturas seja milimétrico e a criança também se mova com frequência.

A técnica de varredura pode ser aprendida e ensinada independente da habilidade dos examinadores. A vantagem da recomendação técnica do exame ultrassonográfico do quadril é que ela pode ser aprendida por todos por meio da padronização se os critérios forem bem observados.

O fator tempo no exame geralmente é subestimado. Mais cedo ou mais tarde, todas as crianças começam a se mover, às vezes mais, às vezes menos, de modo que mesmo examinadores experientes acham difícil representar os três pontos de referência do plano-padrão ao mesmo tempo. É importante garantir que o exame seja realizado o mais rápido e eficientemente possível, antes que o bebê fique agitado. Uma forma especial de organização permite padronizar e encurtar a fase preparatória, bem como o exame em si, para que as crianças não fiquem agitadas. Na maioria das vezes, a importância da técnica de varredura ou do processo organizacional não é levada suficientemente a sério.

> **Notas**
> A técnica descrita pode ser ensinada e aprendida e quase sempre garante uma boa qualidade das ultrassonografias, independentemente da adesão do acompanhante e da criança, bem como da experiência do examinador.

As diretrizes recomendadas foram desenvolvidas usando listas de cursos de treinamento internacionais.

## 5.2 Princípio do Posicionamento da Criança

O berço de posicionamento funciona de acordo com o chamado princípio de rede suspensa com fixação elástica. Uma fralda é espalhada frouxamente sobre a borda do berço. A criança é colocada na rede suspensa criada por esta fralda. Dependendo do tamanho da criança, o examinador pode variar a profundidade da calha para que o quadril a ser examinado se projete ligeiramente acima da borda. Por várias razões, é aconselhável que se realize o exame em pé e não sentado (ver ▶ Fig. 2.1). Portanto, uma mesa adaptada ao tamanho do examinador deve ser providenciada.

> **Conselhos Práticos**
> Para garantir exames livres de inclinações, um guia de transdutor é altamente recomendada.

## 5.3 Preparações Organizacionais na Prática

### 5.3.1 Equipamento

Recomendação (▶ Fig. 5.1):
- Um trocador ou similar deve ser colocado na frente da sala de exame. É importante estar preparado para que o acompanhante possa retirar a fralda e, se necessário, limpar a criança com tranquilidade e sem estresse.
- Também deve haver uma mesa de troca na sala de exame, em que se pode trocar um cobertor que foi trazido com a criança ou onde se pode colocar a fralda que foi removida. Esta mesa também pode servir para o exame clínico após o exame de ultrassonografia. Bolsas, papéis de exame, roupas, mamadeiras, entre outros objetos, também devem ser colocados lá.
- O aparelho de ultrassom, se possível com pedal, fica à direita do examinador.

### 5.3.2 Posição do Examinador e do Acompanhante

O examinador fica de tal forma que sua mão direita esteja voltada para o bebê "próximo a cabeça" e o acompanhante fica de pé do outro lado do berço de posicionamento (ver ▶ Fig. 2.1). O examinador pode, assim, examinar de lado sem grandes contorções e descansar confortavelmente os antebraços nas bordas. Isto possibilita que o transdutor seja guiado com mais calma. Quando o bebê for posicionado de lado, deve-se tomar cuidado também para que o membro inferior do bebê não seja estendido, seja pelo examinador ou por uma pessoa querendo ajudar de boa-fé. Se isso acontecer, sempre há uma ligeira rotação externa na área do quadril. Essa posição e a fixação não só irritam o bebê e o deixam inquieto, mas também causa um deslizamento posterior ou ventral do transdutor sobre o trocanter maior, que atua como ponto de acoplamento.

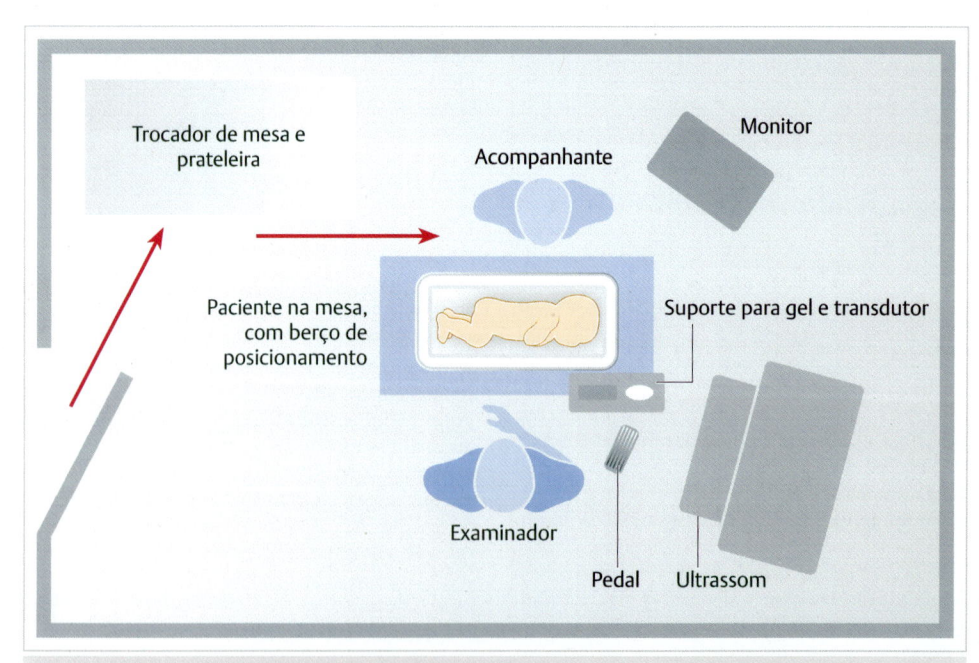

**Fig. 5.1 Equipamento necessário para ultrassonografia do quadril.** Preparações organizacionais na prática. Em alguns casos, um monitor adicional também pode ser usado para rotação de imagem.

## 5.3 Organizacional

**Notas**

É muito melhor manter a posição que o bebê costuma adotar espontaneamente do que realizar uma manipulação intrusiva no membro inferior.

Os membros inferiores, mesmo sendo levemente apertados quando segurados espontaneamente, não atrapalham o procedimento do exame. Uma ligeira rotação interna, que ocorre porque a articulação do joelho não se projeta além das protuberâncias da borda do berço de posicionamento (▶ Fig. 5.2a), gira o trocanter maior de dorsal para ventral no plano frontal. A anteversão aumentada fisiologicamente é anulada pela rotação interna. Assim, o trocanter maior, o colo do fêmur e o acetábulo assentam-se em um plano (▶ Fig. 5.2b).

### 5.3.3 Gerenciamento e Orientação do Acompanhante

Os acompanhantes estão muitas vezes animados.
Instruções claras ajudam a reduzir o caos organizacional, transmitem calma e inspiram confiança. As seguintes recomendações e comportamentos podem parecer mais do que banais, mas foram "desenvolvidos" ao longo de muitos anos e provaram ser excelentes:

- Todos os dados pessoais já foram inseridos no dispositivo antes de o acompanhante entrar na sala de exames com a criança.
- O examinador fica na mesa de exame e cumprimenta o acompanhante que entra: "Saudações, Sr(a). M." O acompanhante muitas vezes não tem as mãos livres e é forçado a colocar o bebê em uma posição desconfortável para apertar a mão do médico. Portanto, deve-se limitar ao cumprimento verbal.
- O examinador aponta para o trocador com a instrução: "Por favor, coloque seu filho na mesa e (se ainda for necessário) retire a fralda. Coloque sua bolsa sobre a mesa."
- O examinador aponta para o lado oposto do berço e pede: "Por favor, venha aqui e me dê seu filho."
- Importante: O examinador pega a criança do acompanhante e coloca-a de lado no berço de posicionamento para que a articulação do quadril direito possa ser examinada primeiro. O acompanhante não deve ele mesmo colocar seu filho, pois a posição geralmente estará errada. Ajustar a criança para a posição correta geralmente a irrita.
- O exame deve ser iniciado pela articulação direita do quadril, pois a criança se distrai com o aparelho de ultrassom (luzes!) à direita.
- O examinador dá as seguintes instruções ao acompanhante: "Coloque a mão direita no ombro (direito) da criança."

**Conselhos Práticos**

- O acompanhante deve ser integrado no processo de exame e ficar com a criança.
- É importante que o acompanhante segure o ombro da criança e não segure fixamente os punhos (▶ Fig. 5.3). As crianças mais velhas são provocadas a reações defensivas pela restrição de sua liberdade de movimento.
- A varredura é realizada em uma posição espontânea, ou seja, com os membros inferiores ligeiramente apertados. Sob nenhuma circunstância o acompanhante ou o examinador deve pegar a criança pelas pernas e estendê-las. Isso só causaria reações defensivas.

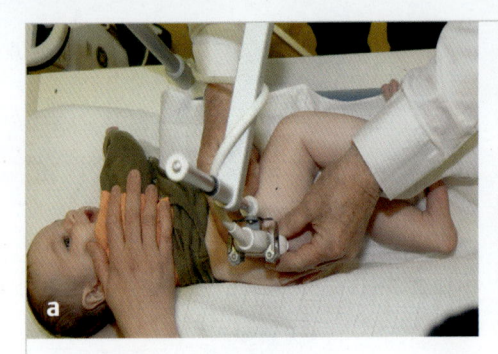

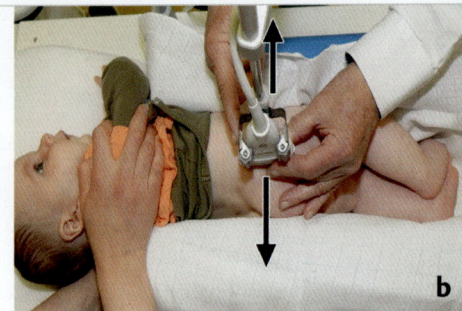

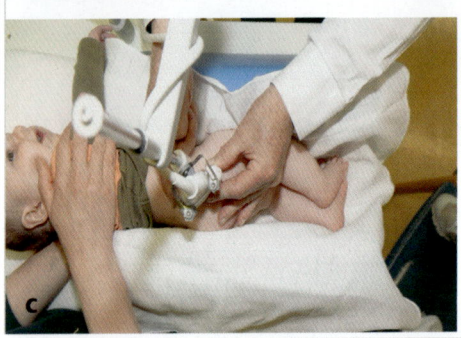

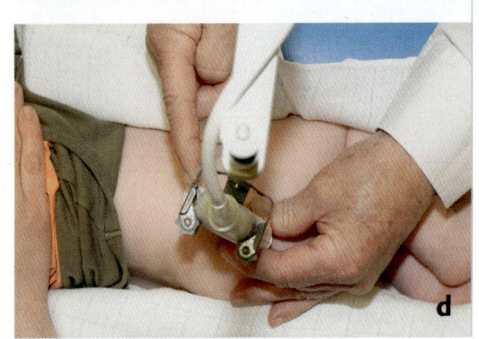

**Fig. 5.2 Posicionamento para a técnica de varredura.** Vista de cima.
**a** Posicionamento e técnica de varredura incorretos. O membro inferior desliza para a frente sobre a borda. O trocanter maior está rotacionado um pouco dorsalmente, o que torna o processo de varredura mais difícil.
**b** Posicionamento e técnica de varredura corretos. O membro inferior é ligeiramente girado para dentro, o joelho não desliza sobre a borda do berço. A posição inicial é mostrada com o transdutor colocado em linha reta e em ângulos retos em todas as direções espaciais. As setas marcam a "Pesquisa": Por meio de movimentos para a frente e para trás com a mão esquerda, a borda inferior do ílio é representada, e o ultrassom é congelado independentemente do plano do corte.
**c** Corte da borda posterior do acetábulo.
**d** Corte da borda anterior do acetábulo. O membro inferior deve ser menos flexionado para uma melhor representação da borda osteocondral.

## 5.4 Processo de Escaneamento

### 5.4.1 Articulação do Quadril Direito

**Assumindo a Posição de Exame**

- **Passo 1:** A mão esquerda segura o membro inferior direito e o gira ligeiramente para dentro, de modo que a articulação do joelho fique no berço e não se projete além da borda.
- **Passo 2:** O gel é aplicado na pele, não no transdutor, para que os dedos do examinador sintam imediatamente o trocanter durante o deslizar.
- **Passo 3:**
  - Posição do dedo: o polegar esquerdo está na frente. Os dedos médio e indicador estendidos da mão esquerda são colocados na almofada de gel e no trocanter maior (ver ▶ Fig. 5.3). Os dedos IV e V são mantidos ligeiramente afastados pelos outros dedos.
  - Posição do transdutor: Com a mão direita, o transdutor é agora colocado paralelo às protuberâncias do berço de posicionamento e perpendicular ao trocanter maior (não na direção da coluna, não inclinado; ver ▶ Fig. 5.3).
  - As pontas dos dedos da mão esquerda apoiadas no trocanter maior ficam afastadas.

## 5.4 Processo de Escaneamento

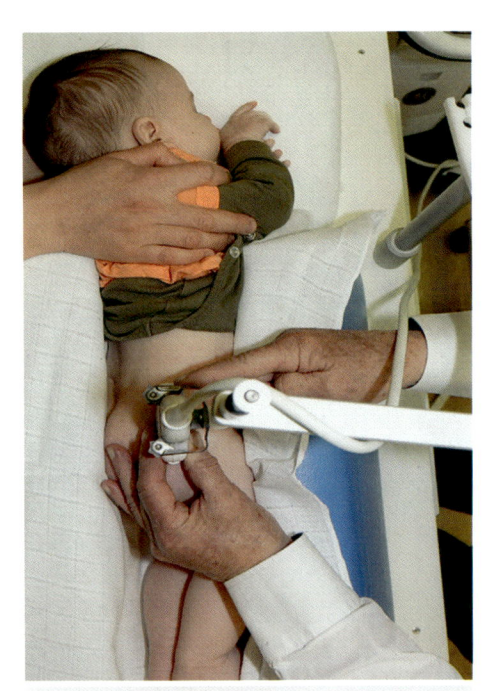

**Fig. 5.3 Fixação da criança pelo acompanhante.**
A criança está deitada no berço de posicionamento. A mão do acompanhante está corretamente posicionada no ombro da criança. O transdutor é colocado na articulação do quadril paralelo e perpendicular ao berço de posicionamento. Os dedos ficam posicionados corretamente (estendidos), os dedos médio e indicador guiam o transdutor. O dedo indicador da mão direita estabiliza o transdutor e o gira para definir o corte desejado.

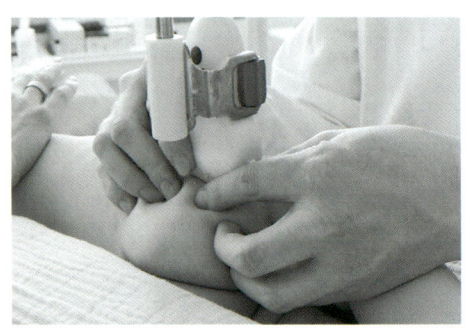

**Fig. 5.4 Posição incorreta da mão e do transdutor.** Os dedos da mão esquerda estão flexionados, a unha irrita o bebê pressionando a pele.

### Conselhos Práticos

Antes da visão do examinador, o dedo indicador da mão direita estabiliza o transdutor e o gira para definir o corte desejado. Olhar o monitor é importante para verificar visualmente a posição dos dedos, do transdutor e da mão:
- **Dedos:** O polegar fica na frente, os dedos médio e indicador ficam atrás do transdutor para prendê-lo como um grampo. Os dedos são esticados, e o dedo médio toca o transdutor e a criança.
- **Transdutor:** Fica alinhado perpendicular e paralelo às bordas do berço de posicionamento.
- **Mão:** Ambos os antebraços são apoiados na borda do berço de posicionamento.

○ Os dedos não devem ser flexionados, caso contrário a unha tocará a pele da criança e provocará reações de defesa (▶ Fig. 5.4).
- Passo 4:
  ○ Posição do dedo da mão direita: O dedo indicador fica esticado, o polegar é segurado pelos outros dedos (ver ▶ Fig. 5.3).
  ○ Ambos os punhos ficam apoiados nas bordas do berço. Preste atenção no antebraço direito: ele também deve estar apoiado na borda.

### Extração de Imagem

Nota: Primeiro a articulação deve ser exibida no plano-padrão (*checklist* I).

Para o diagnóstico, a *checklist* II é então processado.
- Passo 1:
  ○ A partir da posição básica descrita acima, empurra-se o transdutor para frente e para trás com a mão esquerda paralela às bordas acima do trocanter para exibir a articulação do quadril como uma estrutura redonda.

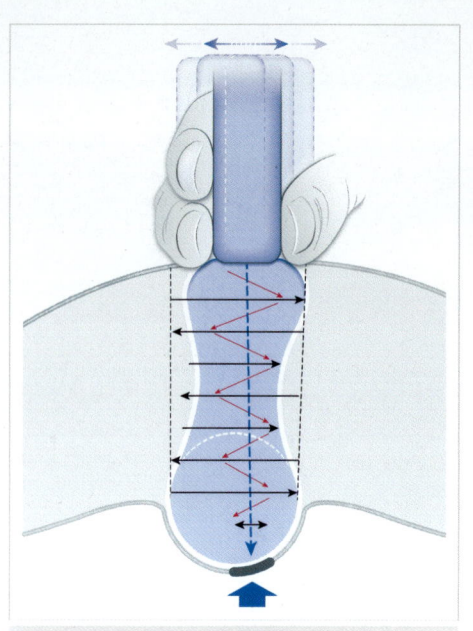

**Fig. 5.5 Encontrando a borda inferior.** O transdutor colocado verticalmente é deslocado paralelamente para representar a cabeça femoral (setas longas). Em seguida, busca-se a borda inferior do ílio (seta grossa) com pequenos movimentos de "vai e volta" (pequenas setas) e a imagem da ultrassonografia é congelada.

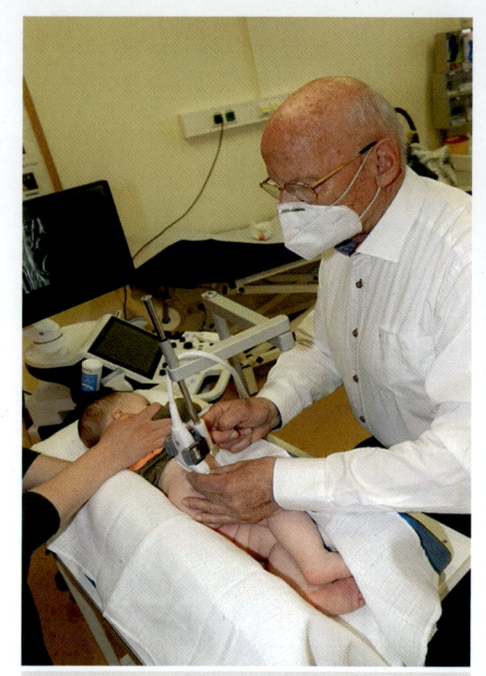

**Fig. 5.6 Terceira etapa do exame: Correção do plano de corte.** Usando-se a visão, o plano de corte é corrigido em relação ao eixo central do transdutor por rotação com o dedo indicador da mão direita.

- O dedo indicador da mão direita estabiliza o transdutor para que não gire quando movido em paralelo.
- A visão do examinador deve então se direcionar para o monitor.
- Movimento: trás para frente – trás para frente ( ver ▶ Fig. 5.5, ▶ Fig. 5.2b).
- **Passo 2:**
  - Assim que a articulação do quadril como um todo for capturada, concentre-se na borda inferior do ílio. Como ela é muito pequena, os movimentos de deslocamento paralelos também devem ser proporcionalmente menores.
  - Assim que a borda inferior do ílio foi trabalhada por movimentos milimétricos, o ultrassom é imediatamente congelado (independente de todas as outras estruturas!).
  - Movimento: movimentos cada vez menores – Parar.

- Movimento principal para localizar a borda inferior do ílio (▶ Fig. 5.5):
  - Para a frente e para trás – para a frente e para trás (Onde está a articulação?);
  - Paradas cada vez menores (Onde está a borda inferior?).
- **Passo 3:**
  - Quando a imagem do ultrassom é congelada, o examinador usa a direção do ilíaco para se orientar e considerar como o transdutor deve ser girado (em direção ventral ou em direção dorsal; ▶ Fig. 5-2c e ▶ Fig. 5-2d). A extensão da rotação é estimada.
  - O dedo indicador da mão direita agora é girado na direção desejada, enquanto a posição do dedo da mão esquerda com o transdutor sobre o trocanter permanece inalterada.
  - Palavra-chave: Refazer (▶ Fig. 5.6).

## 5.4 Processo de Escaneamento

- **Passo 4:** o examinador muda o olhar do transdutor para o monitor, procura a borda inferior do ílio por deslocamento paralelo, como nos passos 1 e 2, e a congela novamente.
- **Passo 5:**
  - Assim que a borda inferior do ílio estiver congelada, o plano de corte é verificado novamente. Se o plano de corte estiver correto, o processo de exame está em geral acabado, porque todas as outras estruturas dos *checklists* I e II, incluindo o lábio acetabular, foram identificadas por esta técnica de varredura.
  - Se o plano de corte não for atingido, o reajuste é realizado novamente (regirar!) e a borda inferior é novamente exibida por deslocamento paralelo.

### Conselhos Práticos

Mnemônico para a técnica de digitalização:
- Para a frente – para trás – para a frente – para trás, menor – menor – menor – parar
- Reiniciar
- Para a frente – para trás – para a frente – para trás, menor – menor – menor – parar

### Notas

Durante a correção do plano de corte (refeito), é essencial olhar para o transdutor, a fim de evitar a inclinação não intencional.

### 5.4.2 Articulação do Quadril Esquerdo

#### Realocação da Criança e Tomada da Posição de Exame

Após examinar a articulação do quadril direito, o examinador (não o acompanhante!) vira a criança para o lado esquerdo no berço: A mão esquerda do examinador segura os tornozelos da criança em posição prona e a mão direita puxa suavemente o braço esquerdo. A supinação da mão esquerda cria um movimento de rotação para que a criança possa ser virada no próprio berço sem ter que levantá-la. A mão do acompanhante deve ser colocada imediatamente de volta no ombro da criança (▶ Fig. 5.7).

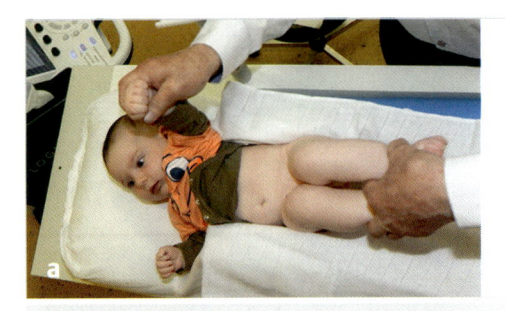

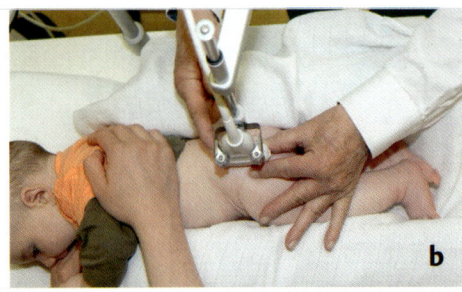

**Fig. 5.7 Realocação da criança pelo examinador.**
a Com uma puxada cuidadosa nos membros inferiores e no braço esquerdo, é possível girar a criança sem levantá-la do berço de posicionamento.
b Posição inicial para o exame da articulação do quadril esquerdo. Delimitação da área de exame abraçando o trocanter com o polegar e o dedo indicador, e colocação correta e sem inclinação do transdutor. Ao mesmo tempo, deve-se realizar uma ligeira rotação interna com a mão esquerda impedindo o membro inferior de deslizar para fora do berço de posicionamento. O acompanhante fixa o ombro da criança com a palma da mão.

## Extração de Imagem

- **Passo 1:**
  - A mão esquerda do examinador é colocada plana na articulação do quadril esquerdo para que o trocanter possa ser sentido entre o polegar e o indicador.
  - O antebraço do examinador fica solto na perninha da criança e as pontas dos dedos restantes ficam na protuberância da borda. Isso evita que o membro inferior deslize para fora e uma ligeira rotação interna permanece (ver ▶ Fig. 5.7b).
- **Passo 2:**
  - O transdutor é fixado como na articulação do quadril direito, mas desta vez apenas entre o polegar e o dedo indicador.
  - O transdutor está novamente na vertical e paralelo às bordas do berço de posicionamento.
  - O dedo indicador da mão direita estabiliza o transdutor e o gira na direção desejada.
- **Passo 3:**
  - Para a frente e para trás – para a frente e para trás, sucessivamente. (Procura a borda inferior.)
  - Refazer o giro.
  - Para a frente e para trás – para a frente e para trás, sucessivamente – Parar.

## 5.5 Resumo

> **Conclusão** ✓
>
> - **Preparação:**
>   - Realizar o exame em pé
>   - Instruir o acompanhante verbalmente e não verbalmente (por gestos!)
> - **"Interlúdio":**
>   - Pedir a criança para o acompanhante e posicioná-la, começando com a articulação do quadril direito
>   - Colocar a mão direita do acompanhante no ombro direito da criança
>   - Realizar uma ligeira rotação interna do membro inferior
>   - Aplicar o gel na pele da criança
>   - Controle de olho: Dedo – Transdutor – Mão

> - **Procedimento de exame:**
>   - Para a frente e para trás – para a frente e para trás, sucessivamente. (Representar a borda inferior do ílio)
>   - Refazer o giro (correção do plano de corte com vista para o transdutor)
>   - Para a frente e para trás – para a frente e para trás, sucessivamente. (Novamente exibindo a borda inferior e verificando o plano de corte)
> - **Reposicionamento para exame do quadril esquerdo:**
>   - Observar a posição da mão alterada, para a frente e para trás – para a frente e para trás – sucessivamente.

## 5.6 Possíveis Fontes de Erro

### 5.6.1 Vulnerabilidades Relacionadas com a Organização e o Escaneamento

- Não há trocador preparado, a criança ficará agitada ao ser despida. O exame é realizado sentado. Consequências: há uma perda de tempo até que o examinador e o acompanhante posicionem-se ou o examinador está sentado virado.
- O examinador aproxima-se da mesa de exame pelo lado errado. Isso é importante porque as mãos direita e esquerda do examinador têm tarefas diferentes: A mão direita mais hábil (no caso de uma pessoa destra) assume a orientação do transdutor para definir o plano de corte.
- O acompanhante não tem a oportunidade de limpar seu filho com calma antes de entrar na sala de exames. Se a criança só for despida na sala de exame, ela ficará inquieta.
- A criança é alimentada para acalmá-la durante o exame; isso só atesta a falta de tecnologia de escaneamento. Para acalmar a criança, a alimentação deve ser realizada a um tempo adequado antes do exame.
- O gel é aquecido e, assim, liquefaz. O bebê não se incomoda com o gel à temperatura ambiente, mas com o posicionamento inadequado e a técnica de varredura.

## 5.6 Possíveis Fontes de Erro

- Os membros inferiores são esticados à força (▶ Fig. 5.8), a criança é segurada pelos punhos. Como resultado, provocam-se reações defensivas.
- O transdutor é colocado inclinado na direção da coluna vertebral, os dedos não são estendidos, mas sim flexionados.
- Feixe de som, se inclinado, leva a erros de inclinação. Dedos flexionados provocam reações defensivas no bebê devido à distribuição inadequada da pressão (ver ▶ Fig. 5.4).
- Fazem-se tentativas para representar a borda inferior do ílio girando e inclinando ("varrer"). No entanto, a borda inferior não pode ser claramente delimitada dos tecidos circundantes usando esta técnica de varredura.
- Tenta-se realizar a correção do plano de corte por meio de movimentos de rotação e inclinação descontrolados ao se olhar para o monitor. No entanto, como resultado, a borda inferior do ílio é geralmente perdida.

**Nota do Revisor:** recomenda-se aos CANHOTOS que usem uma imagem espelhada ao usar a técnica de escaneamento.

### Notas

Uma técnica de exame semiautomática assistida por computador está em desenvolvimento. O protótipo é promissor e leva a uma excelente qualidade de imagem no menor tempo de exame possível.

### 5.6.2 Erro de Inclinação

Devido à inclinação do transdutor e consecutivas direções oblíquas de incidência do ultrassom na articulação do quadril, as diferentes velocidades de propagação do som na cartilagem, no músculo e nos ossos da criança levam a distorções típicas da imagem devido à flexão e refração do feixe sonoro.

### Inclinação na Direção Ventrodorsal

Com esta direção das ondas sonoras, os ecos do pericôndrio e do ílio são alargados, tornando quase impossível avaliar corretamente a borda e traçar a linha de base (p. 74) (▶ Fig. 5.9).

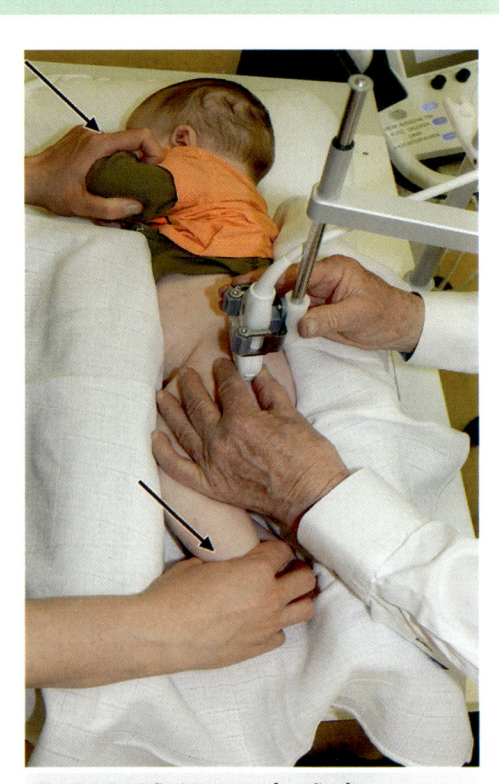

**Fig. 5.8 Posição incorreta da mão do acompanhante.** Neste exemplo, quando a criança está inquieta, ela está reflexivamente pressionada para baixo (seta superior). O acompanhante puxa o membro inferior (seta inferior) e, assim, estende a articulação do quadril e do joelho. Isso leva a reações defensivas da criança. Além disso, a ligeira rotação interna na articulação do quadril é anulada pela tração. A posição da mão direita do examinador está incorreta. Apenas o dedo indicador da mão direita deve ser usado para ajustar o plano de corte no teto acetabular.

### Inclinação na Direção Dorsoventral

Com esta direção das ondas sonoras, representa-se um plano de corte aparentemente dorsal (▶ Fig. 5.10). A concavidade do contorno do ílio é formada devido ao fato de que o feixe de som encontra a fossa glútea. Para espanto dos examinadores, esse plano de corte aparentemente dorsal não desaparece sem corrigir a inclinação, mesmo que o transdutor seja girado ainda mais ventralmente no teto acetabular.

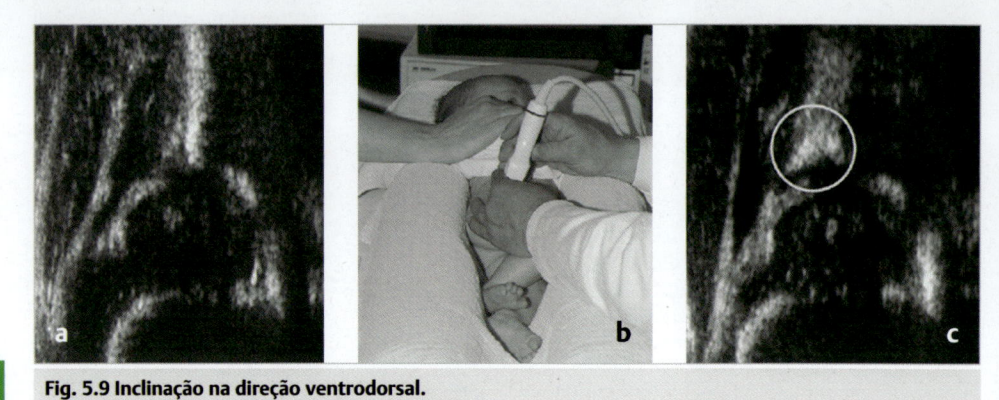

**Fig. 5.9 Inclinação na direção ventrodorsal.**
a Ultrassonografia correta sem erro de inclinação.
b Inclinação do transdutor no sentido ventrodorsal.
c Ultrassonografia com inclinação ventrodorsal, reconhecível pelo alargamento do pericôndrio proximal (círculo) e pelo relativo desfoque da silhueta ilíaca. Para comparação, veja a ultrassonografia correta em **a**.

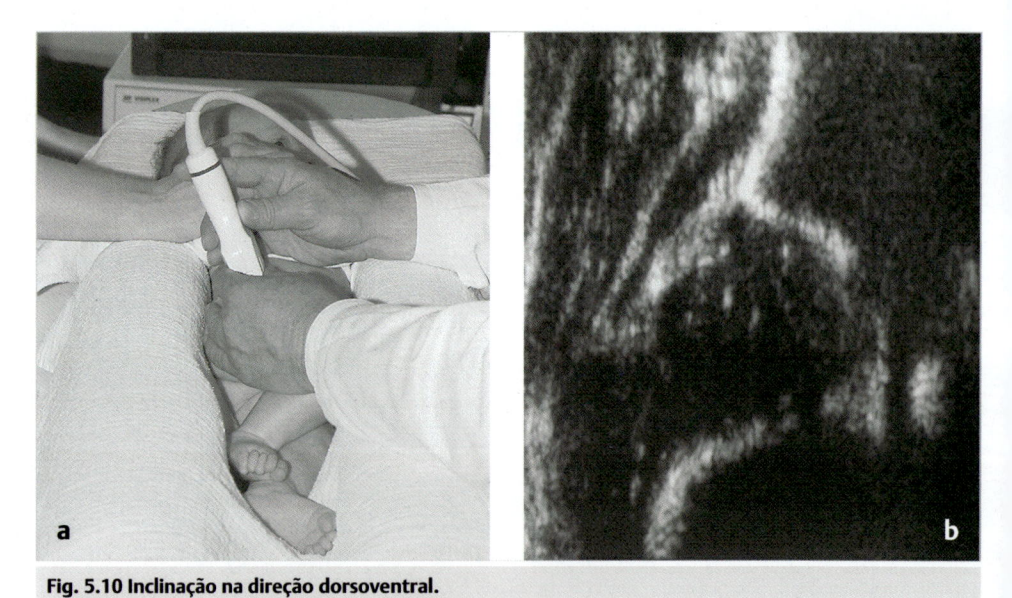

**Fig. 5.10 Inclinação na direção dorsoventral.**
a Inclinação do transdutor no sentido dorsoventral.
b Ultrassonografia com trajeto do feixe sonoro dorsoventral. A inclinação pode ser reconhecida pela silhueta ilíaca em forma de calha, correspondente à secção dorsal. Compare com a ultrassonografia correta em ▶ Fig. 5.9a.

## Inclinação na Direção Craniocaudal

Com esta direção das ondas sonoras, a borda inferior do ílio muitas vezes não pode ser exibida porque o feixe sonoro craniocaudal é bloqueado pelo osso ilíaco (▶ Figo. 5.11).

## Inclinação na Direção Caudocranial

Este é provavelmente o mais grave de todos os erros (▶ Fig. 5.12). Pela inclinação caudocranial do transdutor, o feixe de som é repetidamente dobrado, refratado e refletido nas superfícies limítrofes. Assim, a área do meio do teto acetabular pode ser apresentada como um plano de corte aparentemente dorsal. Se então for feita uma tentativa de representar a área média aparente do teto acetabular girando o transdutor ventralmente, então, do ponto de vista anatômico, será representada a área anterior do teto acetabular. Além disso, a cabeça femoral geralmente assume uma forma oval longitudinal aumentada e a borda osteocondral desaparece gradualmente.

O acetábulo ósseo parece ser achatado e representado pior do que é, de modo que esse erro de inclinação contribui para o diagnóstico excessivo ao representar achatamentos supostamente patológicos.

> **Conselhos Práticos**
> - Para exame, é necessário que a direção do feixe seja em linha reta. Não devem ser utilizados transdutores setoriais. É essencial ter uma guia de transdutor que permita apenas movimentos importantes para o escaneamento, mas que bloqueie todos os outros.
> - Ultrassonografias sem uma borda osteocondral não devem ser usadas para o diagnóstico. Se a borda osteocondral for visível, o erro de inclinação caudocranial, que leva ao diagnóstico excessivo, é amplamente descartado (veja também a *checklist* I).

> **Aviso**
> A ultrassonografia do quadril pode levar a um diagnóstico excessivo (se não se sabe como evitar isso) ou: "Você pode escanear um quadril saudável que parece doente, mas um quadril doente não pode ser escaneado como saudável."

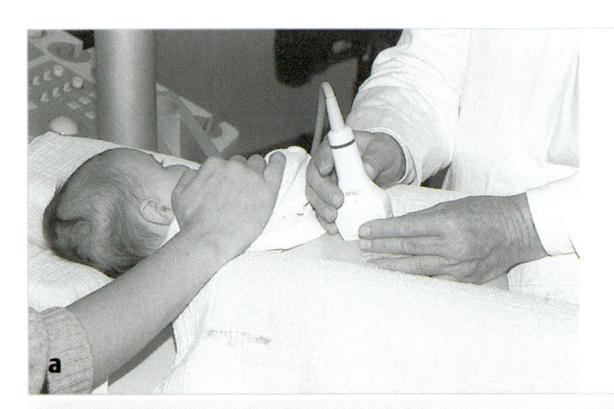

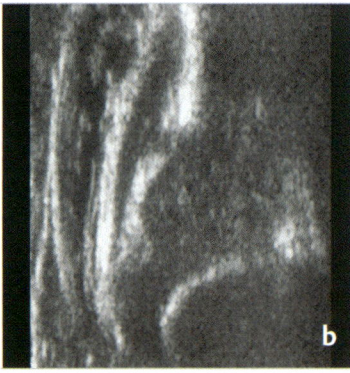

**Fig. 5.11 Inclinação na direção craniocaudal.**
a Inclinação do transdutor na direção craniocaudal.
b Ultrassonografia com direção do feixe sonoro craniocaudal. A borda inferior do ílio não pode mais ser representada com exatidão. Compare com a ultrassonografia correta na ▶ Fig. 5.9a.

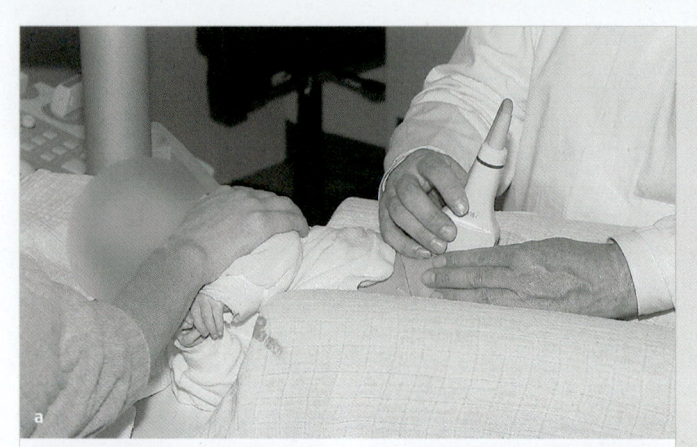

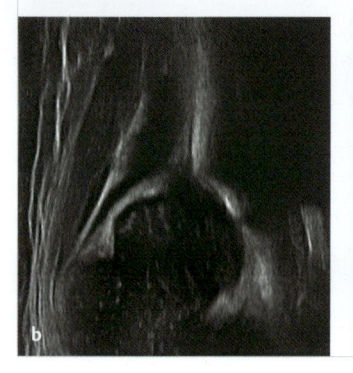

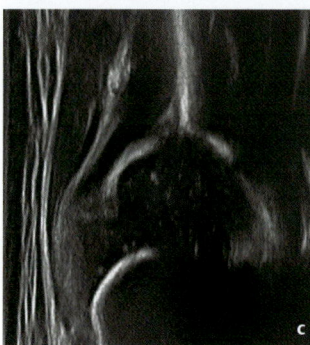

**Fig. 5.12 Inclinação na direção caudocranial.**
a A Inclinação do transdutor com direção caudocranial.
b Ultrassonografia com direção do feixe sonoro caudocranial. Diferenças de tempo de trânsito, difrações e refrações levam à distorção da imagem. A direção caudocranial do feixe sonoro é reconhecida pelo extenso desaparecimento da borda osteocondral. A articulação do quadril aparece em **b** significativamente pior do que em **c**.
c Correção da ultrassonografia.

# 6 Tecnologia de Medição e Possíveis Fontes de Erro

## 6.1 Medição do Ângulo

O sistema de medição de ângulos usado em todo o mundo hoje é comprovado há mais de 30 anos. Ele provou ser superior a todos os outros na prática diária. A tentativa de introduzir ângulos ou quocientes adicionais (Harcke, Terjesen, Suzuki), além do ângulo ósseo α e do ângulo cartilaginoso β [108], não conseguiu melhorar a precisão do sistema de medição anterior. Os sistemas de medição que utilizam o centro da cabeça femoral e a cobertura percentual da cabeça ou a distância da cabeça (que é simulada no computador como um círculo) do ílio na fossa acetabular para diagnóstico não correspondem ao padrão atual.

As vantagens do sistema de medição de ângulo são que as proporções do teto do acetábulo e a proporção da cartilagem para o teto permanecem as mesmas, independentemente de serem medidas em grandes ou pequenas articulações do quadril. As relações biomecânicas também são idênticas, independentemente de a articulação do quadril ser grande ou pequena.

As definições das linhas de medida foram adaptadas à prática ultrassonográfica e não correspondem às definições usuais de segmento ou linhas usadas em matemática. Os dois ângulos formados pelas linhas de medição caracterizam a forma do acetábulo ósseo como ângulo ósseo α e a forma do teto do acetábulo cartilaginoso como ângulo β. Com os dois ângulos, nas articulações não descentralizadas, todo o encaixe pode ser atribuído a um tipo na parte óssea e cartilaginosa.

> **Notas**
> A displasia do desenvolvimento do quadril é uma patologia do acetábulo. O sistema de medição com ângulos α e β tem a vantagem de ser independente da posição do membro inferior e da cabeça femoral.

## 6.2 Linha do Teto Acetabular (Linha do Teto Ósseo)

### 6.2.1 Definição

Centro de rotação a partir do qual uma linha é traçada lateralmente ao encaixe ósseo ("tangencial" ["tocando"] ao eco do acetábulo ósseo; ▶ Fig. 6.1a). A definição é geralmente válida tanto para áreas de borda angulares, quanto para áreas de bordas arredondadas ou achatadas.

> **Aviso**
> Por razões práticas, a definição da linha do teto acetabular é "tangente à cavidade óssea", não "tangente à borda óssea"!

### 6.2.2 Erros de Medição

Erros de medição geralmente surgem porque a borda inferior do ílio não é mostrada de forma clara e inequívoca ou está incorretamente localizada na ultrassonografia. A situação anatômica esclarece esse erro:

**Na Borda Inferior do Ílio**

- Caudal a borda inferior do ílio encontra-se a cartilagem trirradiada. Nela estão os sinusoides que produzem ecos "em forma de franja" ou "nublados" diretamente caudais à borda inferior. Esses ecos devem ser cortados com a linha de medição. Atenção: a linha de medição começa na "borda inferior" e não no centro do eco (ver ▶ Fig. 6.1).
- O tecido conjuntivo fica lateral ao ílio na fossa acetabular (▶ Fig. 6.2a e ▶ Fig. 6.3). Dependendo de como o dispositivo é ajustado, isso forma diferentes ecos: "clássico", "em forma de cálice" ou "desgastado" (▶ Fig. 6.1b) [28].

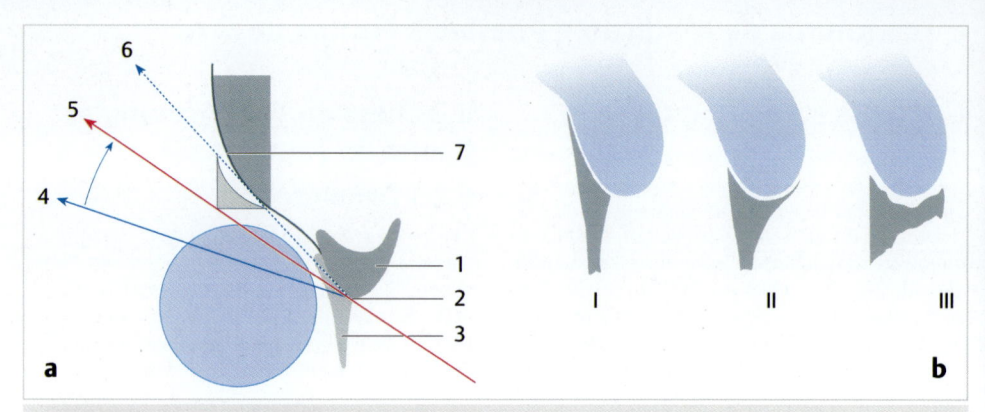

**Fig. 6.1 Linha do teto acetabular.**
**a** A linha do teto acetabular é traçada tangenciando ("tocando") a borda inferior do ílio até o eco do acetábulo ósseo.
 1 = Ílio
 2 = Corte lateral com borda inferior do ílio
 3 = Tecido da fossa acetabular
 4 = Início da fixação da linha do teto acetabular no centro de rotação (borda inferior)
 5 = Linha do teto acetabular para a área angular da borda
 6 = Linha do teto acetabular para a área arredondada da borda óssea
 7 = Área da borda arredondada
**b** Borda inferior do ílio com padrão de eco circundante
 I = Forma clássica
 II = Forma de cálice
 III = Tipo "desgastado"

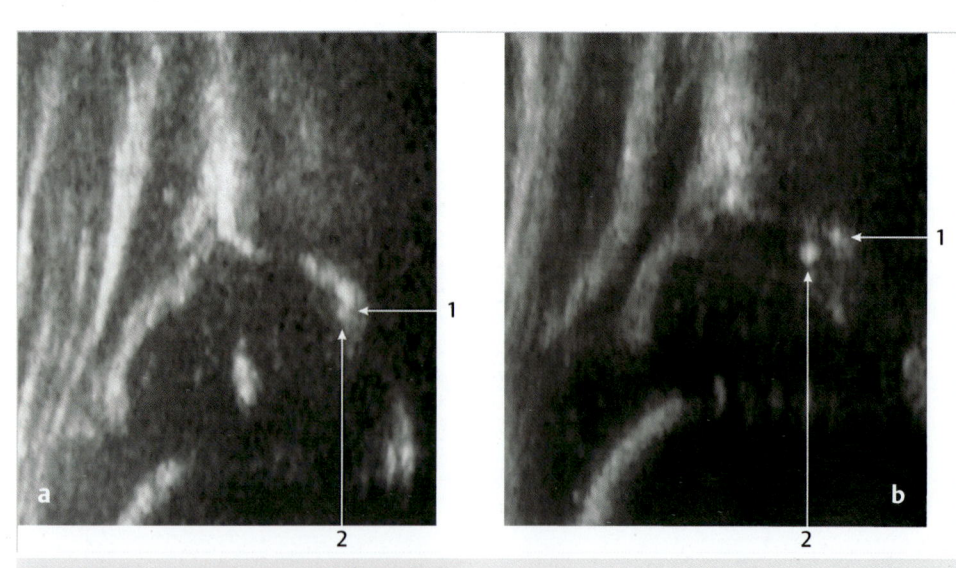

**Fig. 6.2 Delineamento da margem inferior do ílio.**

## 6.2 Linha do Teto Acetabular

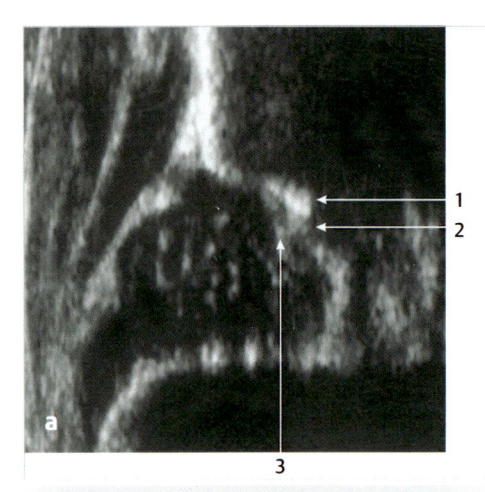

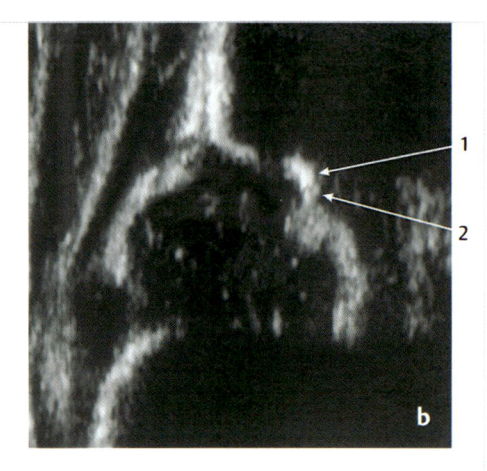

**Fig. 6.3 Demarcação da margem inferior do ílio.**
a Demarcação da borda inferior do ílio pelo "salto de eco" do tecido adiposo da fossa acetabular com ligamento da cabeça femoral.
1 = Borda inferior do ílio
2 = Tecido adiposo da fossa acetabular
3 = Ligamento da cabeça femoral
b Exemplo de corte lateral para demarcar a borda inferior do ílio (ver ▶ Fig. 6.1 Nº 2).
1 = Borda inferior do ílio
2 = Sinusoides

- Ainda mais a lateral, entre a cabeça do fêmur e o tecido adiposo, pode ser visto às vezes o tecido ecogênico do ligamento da cabeça femoral, bem como o eco mais forte e irregular da fóvea central. Tanto o tecido da fossa acetabular quanto os ecos da fóvea central não devem ser confundidos com a borda inferior do ílio (▶ Fig. 6.2b).

### No Acetábulo Ósseo (Defeito da Área da Borda)

Distúrbios de ossificação podem ocorrer na área da borda (▶ Fig. 6.4). Estes não têm significado biomecânico, desde que o ângulo ósseo α não caia na faixa patológica.

**Fig. 6.2 Delineamento da margem inferior do ílio.**
a Demarcação da borda inferior do ílio a partir do tecido adiposo da fossa acetabular.
1 = Borda inferior do ílio
2 = Tecido adiposo da fossa acetabular
b Possibilidade de confusão entre a borda inferior do ílio e a fóvea central se a borda inferior do ílio estiver mal posicionada.
1 = Borda inferior do ílio
2 = Fóvea central como uma área anexa do ligamento da cabeça femoral

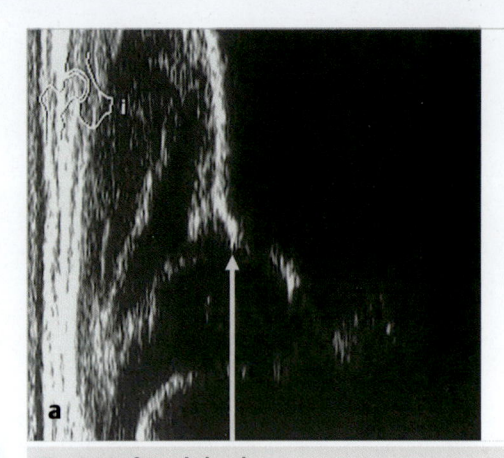

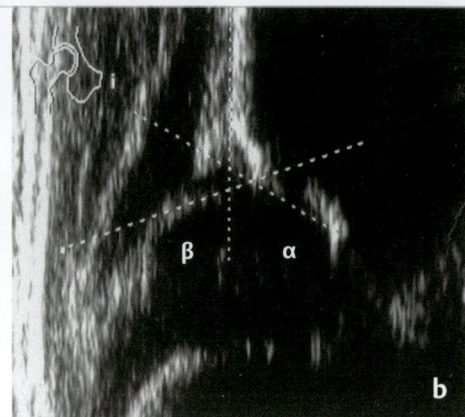

**Fig. 6.4 Defeito da borda.**
**a** Defeito da região lateral da área da borda óssea está marcada com uma seta.
**b** Linhas de medição desenhadas corretamente.

## 6.3 Linha de Base

### 6.3.1 Definição

Um ponto essencial para desenhar a linha de base é o "ponto superior do pericôndrio" ou "ponto Z" (▶ Fig. 6.5; veja também ▶ Fig. 6.4b) [30]. O ponto mais alto do pericôndrio (ponto Z) na ultrassonografia é o ponto em que a parte superior do eco do pericôndrio proximal entra em contato com o ílio. Anatomicamente, no entanto, esta não é a extremidade superior do teto acetabular pré-formado de cartilagem hialina, mas o ponto de origem do tendão do reto. A partir do "ponto superior do pericôndrio" como o centro de rotação, a linha de base é aplicada lateralmente ao eco do ílio, o tangenciando (tocando) e direcionada para o sentido distal.

> **Notas**
> Do ponto Z como centro de rotação, a linha de base é aplicada do lado lateral ao eco do ílio de maneira "tangencial" na direção distal.

### 6.3.2 Problema

O chamado "ponto superior do pericôndrio" é ponto de partida necessário para a linha de base, mas às vezes não pode ser encontrado. Muitas vezes, isso ocorre porque a pós-ossificação já começou ou porque ocorreram ecos entre o pericôndrio proximal e o ílio devido à má orientação do dispositivo, o que impossibilita a localização do ponto de medição.

No caso de feixe sonoro lateral, a onda sonora é bloqueada na lamela óssea do ílio e o sombreamento ocorre medialmente à lamela óssea. A transição da zona hiperecoica para a zona hipoecoica parece representar a borda interna do córtex. Esta linha divisória é uma linha de artefato. No entanto, a sua existência se deve ao bloqueio da onda sonora na borda externa do córtex e, portanto, é paralela ao córtex externo e, assim, à linha de base original. Esta linha é chamada de "linha de base auxiliar" (veja ▶ Fig. 6.5b).

> **Notas**
> O ângulo α, que é uma medida da forma do acetábulo ósseo, está localizado entre a base e a linha do teto acetabular.

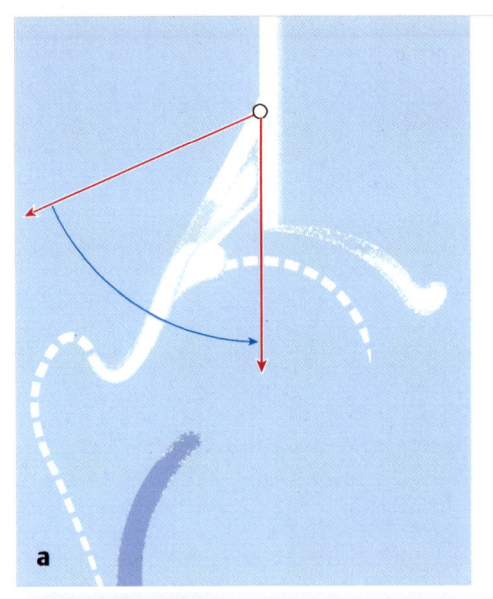

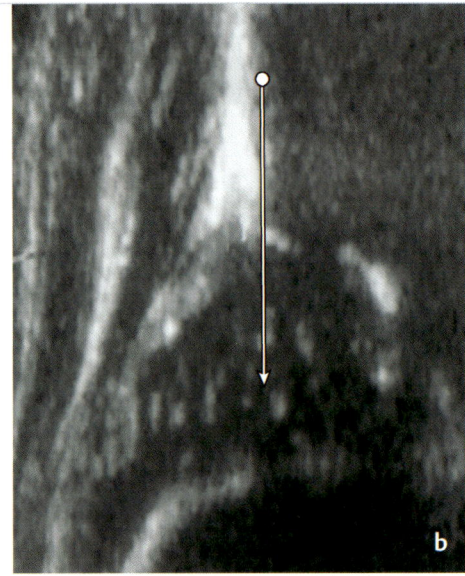

**Fig. 6.5 Linha de base.**
a Desenho da linha de base a partir do ponto superior do pericôndrio tocando a silhueta ilíaca (tangencial ao eco ilíaco).
b Ultrassonografia com uma linha auxiliar desenhada, a linha de base não foi desenhada.

## 6.4 Linha do Teto Cartilaginoso

### 6.4.1 Definição

A linha do teto cartilaginoso (anteriormente "linha exposta") é a conexão da borda óssea com o meio do lábio acetabular (▶ Fig. 6.6a). Ele forma o ângulo da cartilagem β com a linha de base e assim caracteriza as condições cartilaginosas do teto acetabular.

### 6.4.2 Erro de Medição

**Na Borda Óssea**

A borda óssea é o ponto de transição da concavidade do acetábulo para a convexidade ("de baixo para cima") e o "ponto mais lateral de cancelamento de som" (▶ Fig. 6.6b). Indo na direção oposta, e fixando a borda óssea ao longo do eco ósseo de cranial para caudal, a borda óssea geralmente estará errada, isto é, fixada cranialmente demais (▶ Fig. 6.8a).

> **Aviso**
> A borda óssea não é automaticamente a interseção das linhas da base e do teto acetabular.

As linhas de base, do teto acetabular e do teto cartilaginoso geralmente não se cruzam no mesmo ponto (▶ Fig. 6.7). Este é apenas o caso das articulações Tipo I com área de borda óssea angular.

**No Lábio**

Infelizmente, mesmo com dispositivos de alta resolução e boas configurações do aparelho, a ponta do lábio nem sempre é identificável e não é adequada como ponto de medição. Esta pseudoprecisão foi, portanto, abandonada e o meio (eco principal) do eco do lábio definido como o segundo ponto de medição.

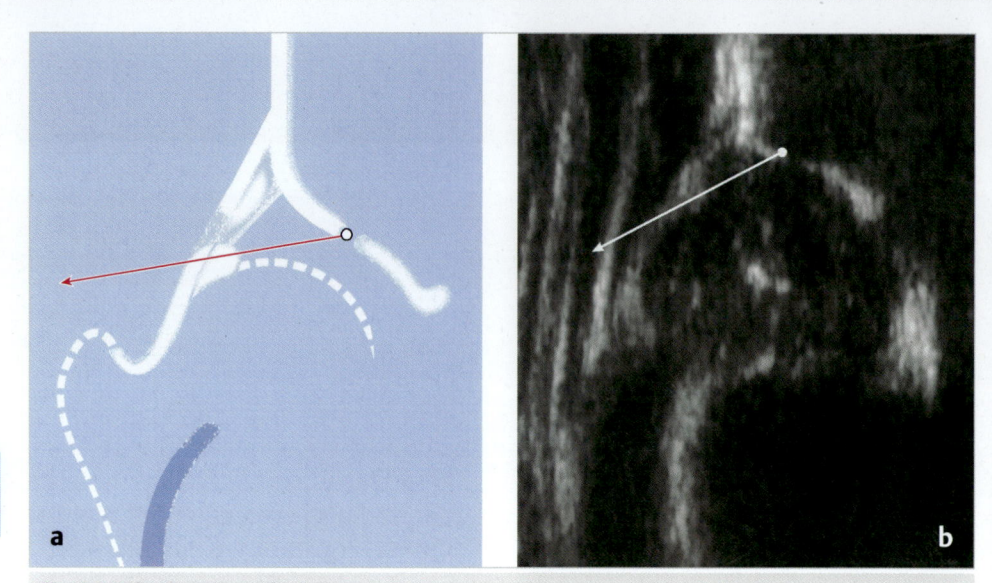

**Fig. 6.6 Linha do teto cartilaginoso.**
a A linha do teto cartilaginoso é a conexão da borda óssea (o chamado ponto de transição) ao meio do lábio acetabular.
b Linha do teto cartilaginoso a partir do ponto mais lateral de cancelamento do som (salto do eco).

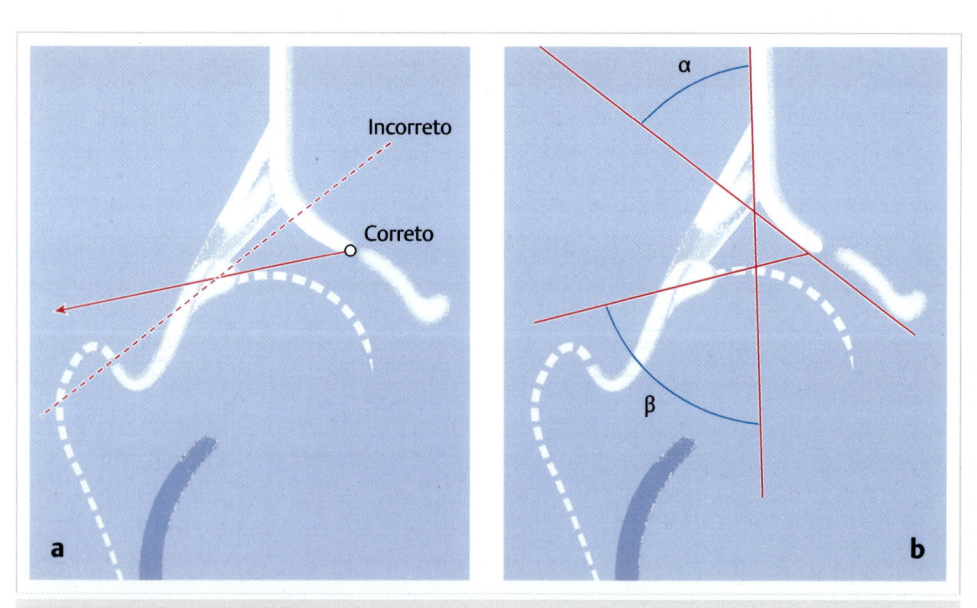

**Fig. 6.7 Linha do teto cartilaginoso.**
a Exemplo com linha do teto cartilaginoso desenhada correta e incorretamente com a borda óssea definida corretamente (seta) e incorretamente (linha tracejada).
b As 3 linhas de medição com o ângulo ósseo α e o ângulo cartilaginoso β estão desenhadas corretamente.

## 6.4 Linha do Teto Cartilaginoso

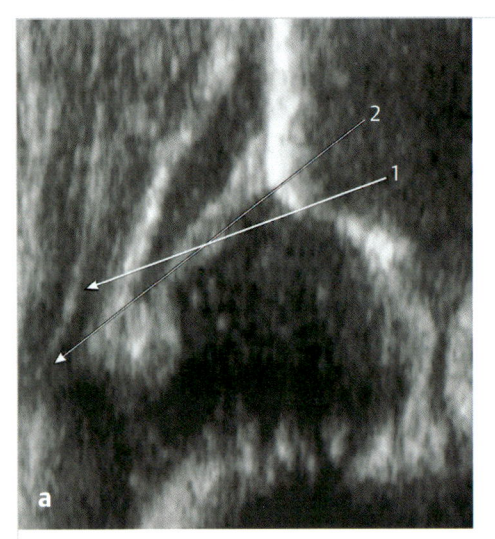

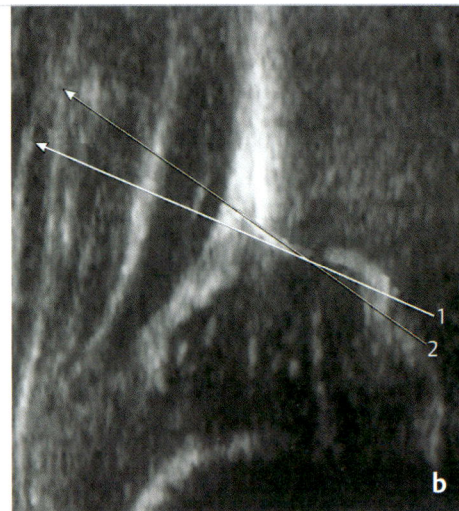

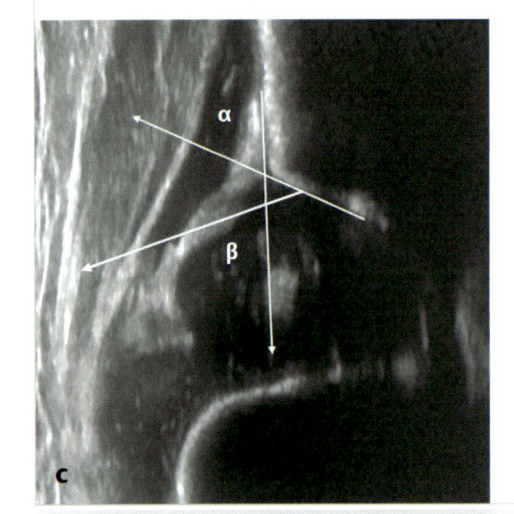

**Fig. 6.8 Linha do teto cartilaginoso e do teto acetabular.**
**a** Exemplo de uma linha de teto cartilaginoso desenhada corretamente e incorretamente.
  1 = Correto
  2 = Incorreto
**b** Exemplo de uma linha teto acetabular desenhada corretamente e incorretamente.
  1 = Correto
  2 = Incorreto (tecido adiposo e sinusoides na borda inferior do ílio não foram "separados"; a linha está no eco do acetábulo e não "tocando".)
**c** Linhas de medição desenhadas corretamente. As 3 linhas não se cruzam necessariamente em um ponto!

## 6.5 Ângulo Ósseo α e Ângulo Cartilaginoso β

Entre a linha do teto acetabular e a linha de base (e a linha de base auxiliar) está o ângulo ósseo α, que é uma medida da formação do acetábulo ósseo. A base e a linha do teto cartilaginoso formam o ângulo da cartilagem β. Esta é uma medida do tamanho e da forma do teto acetabular cartilaginoso (▶ Fig. 6.7b e ▶ Fig. 6.8c).

## 6.6 Resumo

### Conclusão

- **Linha do teto acetabular:**
  - Da borda inferior do ílio tangencialmente ao acetábulo ósseo (o ponto de contato não é necessariamente sempre o compartimento ósseo)
  - Atenção aos ecos na borda inferior do ílio (sinusoides, tecido adiposo, fóvea central, possivelmente com fixação ligamentar)
- **Linha de base:**
  - Da fixação do pericôndrio proximal ao osso (fixação anatômica do tendão reto), tocando caudalmente o ílio ("tangencial")
  - A linha de base nem sempre é necessariamente paralela à borda da imagem
- **Linha do teto cartilaginoso:**
  - Da borda óssea até o meio do lábio acetabular. A borda óssea é sempre de baixo para cima (concavidade – convexidade)

As 3 linhas raramente se cruzam em um ponto!

# 7 Tipificação dos Diagnósticos Ultrassonográficos da Articulação do Quadril

## 7.1 Fundamentos

Para avaliar o estado de uma articulação do quadril, é necessário classificar a cobertura óssea e cartilaginosa em relação à idade: "O que é normal em que idade?"

Como os componentes do sistema cabeça femoral-acetábulo se influenciam mutuamente, a cabeça femoral deixa sua marca quando o encaixe do quadril é deslocado. Essas alterações no teto ósseo e cartilaginoso podem ser classificadas na ultrassonografia e, assim, fornecer uma imagem clara do processo de descentralização. A altura da cabeça femoral luxada não é importante, mas sim a patologia acetabular causada pelo processo de luxação.

As vantagens da projeção anatômica da imagem (articulação do quadril direito em pé) já foram descritas (p. 21). A descrição da imagem é subjetiva, mas requer uma abordagem sistemática ao avaliar a situação da articulação do quadril e leva o avaliador a considerar as 3 estruturas anatômicas essenciais da articulação do quadril em um sistema que, em última análise, leva a um diagnóstico preliminar (tipificação) (▶ Fig. 7.1).

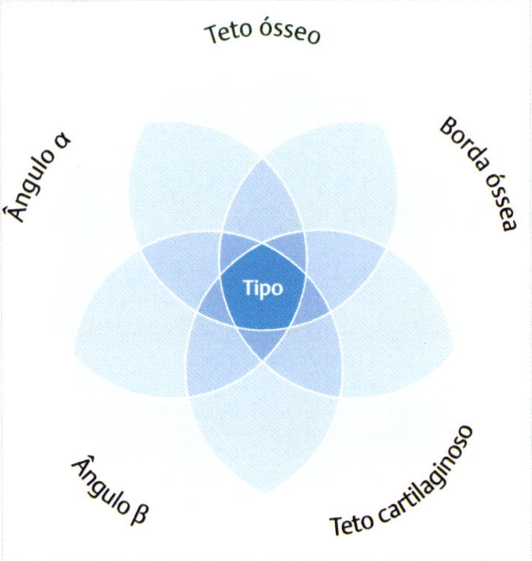

A validação é fornecida pela medição: Se houver discrepância entre a descrição e a medição, o examinador é obrigado a verificar novamente ambos os sistemas (medidos incorretamente ou descritos incorretamente?). Em última análise, a medição verificada decide. As estruturas a serem descritas são:
- Teto acetabular ósseo,
- Contorno da borda óssea ("área da borda"),
- Declaração prognóstica sobre a possibilidade de crescimento adicional do teto acetabular e
- Teto acetabular cartilaginoso.

## 7.2 Sonômetro e Curva de Maturação

A idade da criança é de grande importância na classificação do tipo. Os valores medidos dos ângulos α e β foram determinados para diferentes faixas etárias, comparando achados de radiografias e ultrassonografias. Isso resultou em um gráfico que é chamado de "sonômetro" (▶ Fig. 7.2). Com isso, os tipos de quadril podem ser determinados de acordo com os ângulos α e β. O ângulo α das ultrassonografias e o índice acetabular na radiografia tem uma certa relação entre si [60, 61].

> **Notas**
> Ângulo α (ultrassonografia) + índice acetabular (radiografia) = 90°.

Assumindo um mínimo de ossificação endocondral, o teto acetabular desenvolve-se com alta taxa de crescimento na fase pós-parto de acordo com os valores do sonômetro desde o nascimento com um ângulo α mínimo de 50° e até o 3° mês de vida com um ângulo α mínimo de 60°. Estudos estatísticos mostraram que o valor médio de α (não confundir com o valor mínimo de 60°) para articulações do Tipo I no 3° mês de vida é de 64,4° [100, 101]. Pressupondo a maturação linear (assumindo a pior suposição para estar do lado seguro), o ângulo α ótimo ao nascimento é calculado como 55° (não deve ser confundido com o grau mínimo de maturação de 50°) [58].

**Fig. 7.1 Determinação do tipo de articulação do quadril.** Delimitação do tipo para minimizar erros por meio do máximo de *input* possível ("rede de pesquisa").

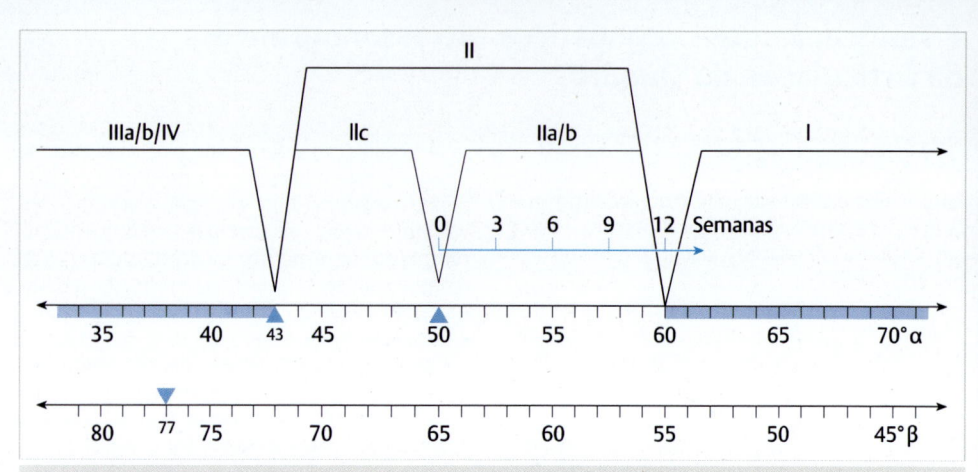

**Fig. 7.2 Sonômetro.** Disposição linear dos valores do ângulo α (eixo x preto no meio da imagem) e disposição oposta dos valores do ângulo β (eixo x preto na parte inferior da imagem) para classificar os tipos de quadril (metade superior da imagem): direito Tipo I, quadril esquerdo descentralizado (Tipo IIIa/b e Tipo IV); no meio Tipo II com a subdivisão em Tipo IIa, Tipo IIb e Tipo IIc. Escala de tempo para recém-nascidos (eixo x azul na parte superior da figura): com a maturação fisiológica do quadril, alfa é de pelo menos 50° nos recém-nascidos e pelo menos 60° aos 3 meses de idade.

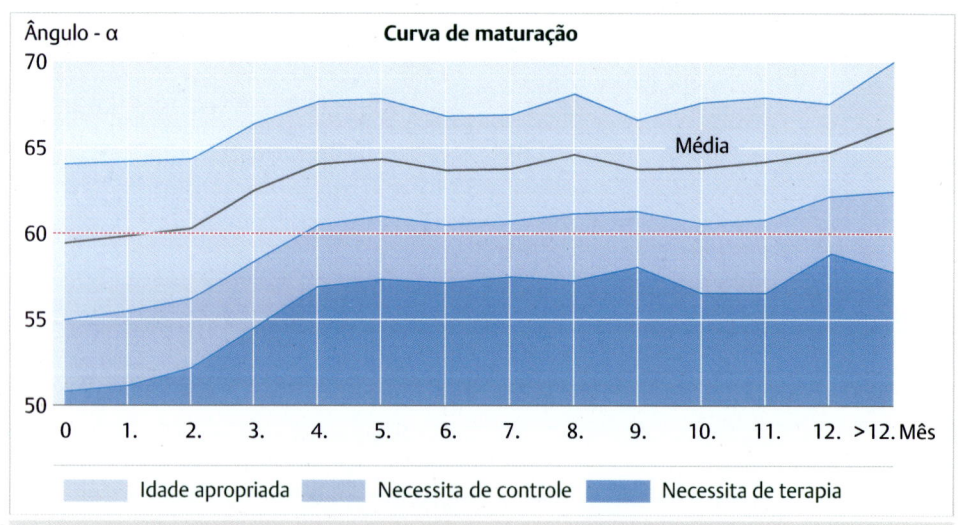

**Fig. 7.3 Curva de maturação.** Valores para o ângulo α em um estudo longitudinal em bebês saudáveis. A faixa de controle é um desvio-padrão, a faixa terapêutica é duas vezes o desvio-padrão.

A curva de maturação (▶ Fig. 7.3) mostra que o valor médio das articulações do quadril não tratadas com maturação espontânea já atinge 59° na 4ª semana de vida [101]. Entre a 4ª e a 16ª semana de vida, os valores médios e o desvio-padrão aumentam apenas 4°. Após o 4º mês de vida, surge um planalto (platô) com ângulos entre 64° e 65°, que dura até cerca do 11º mês de vida. No 13º mês de vida, os valores médios de α aumentam para 66°. A maturação posterior do teto acetabular é então descrita pelo índice acetabular radiográfico segundo Tönnis [98] [58].

> **Notas**
> Simplificando para a prática: O quadril amadurece muito bem nas primeiras 5 semanas e bem até o final da 12ª semana. A potência de maturação então se achata. O valor mínimo para α é 50° ao nascimento e 60° ao final da 12ª semana.

## 7.3 Tipos de Quadril Ultrassonográficos e sua Diferenciação Fina

### 7.3.1 Tipos de Quadril

#### Tipo I

O Tipo I corresponde a uma articulação madura do quadril (▶ Fig. 7.4, ▶ Fig. 7.5). "Maduro" significa que a articulação do quadril atingiu um grau de ossificação precisamente definido da cavidade óssea até o final da 12ª semana. A formação óssea é boa, a área da borda é em maior parte romba (ver ▶ Fig. 7.4c), menos frequentemente angular (ver ▶ Fig. 7.4b) e cobre o teto cartilaginoso. O ângulo ósseo α é de 60° ou mais. Há também recém-nascidos com o Tipo I, mas o Tipo I deve ser alcançado até o final do 3º mês de vida, o mais tardar.

Uma outra subdivisão pode ser feita medindo o ângulo da cartilagem β:

- **Tipo Ia:** Ângulo β menor que 55° (teto acetabular cartilaginoso estendendo-se muito além da cabeça femoral).
- **Tipo Ib:** Ângulo β maior que 55° (cobertura cartilaginosa relativamente curta).

A distinção entre o Tipo Ia e o Tipo Ib atualmente não tem importância prática. É uma variação de um quadril maduro ("loiro ou moreno"). É possível que diferentes grandes tetos acetabulares se desenvolvam até o final do crescimento, cuja importância em relação à pré--artrose terá que ser demonstrada em pesquisas posteriores [30]. Hipótese: As articulações com cobertura de cartilagem curtas (Tipo Ib?) são mais propensas a degeneração e lesão do lábio, e articulações com cobertura de cartilagem muito abrangentes (Tipo Ia?) mais propensas a síndromes de impacto.

#### Tipo II

Este tipo inclui articulações do quadril com diferentes variantes de atrasos de ossificação fisiológica e patológica na área da borda (▶ Fig. 7.6). Uma subdivisão é feita dependendo da idade da criança (menor ou superior a 12 semanas) e da extensão do atraso ou distúrbio da ossificação.

#### Tipo IIa

O Tipo IIa é um ângulo α entre 50 e 59° em crianças com menos de 12 semanas. Este tipo de quadril corresponde a uma articulação fisiologicamente imatura. Tais articulações parecem displásicas à primeira vista, mas são aceitáveis dada a sua idade: imaturas, porém não "doentes" (▶ Fig. 7.7).

As articulações Tipo IIa podem ser subdivididas em Tipo IIa (+) e Tipo IIa (−) [35]. Com esta subdivisão, o potencial de crescimento pode ser estimado. Usando a linha do tempo correspondente no sonômetro, pode-se ver qual ângulo alfa deve pelo menos ser alcançado em qual semana de vida. Desta forma, um atraso na maturação pode ser detectado o mais cedo possível:

- Os quadris do Tipo IIa (−) são articulações do quadril que já apresentam um déficit de maturação e, portanto, estão atrasadas em relação à maturação mínima.
- As articulações do Tipo II (+) atingiram o nível mínimo de maturação ou mais.

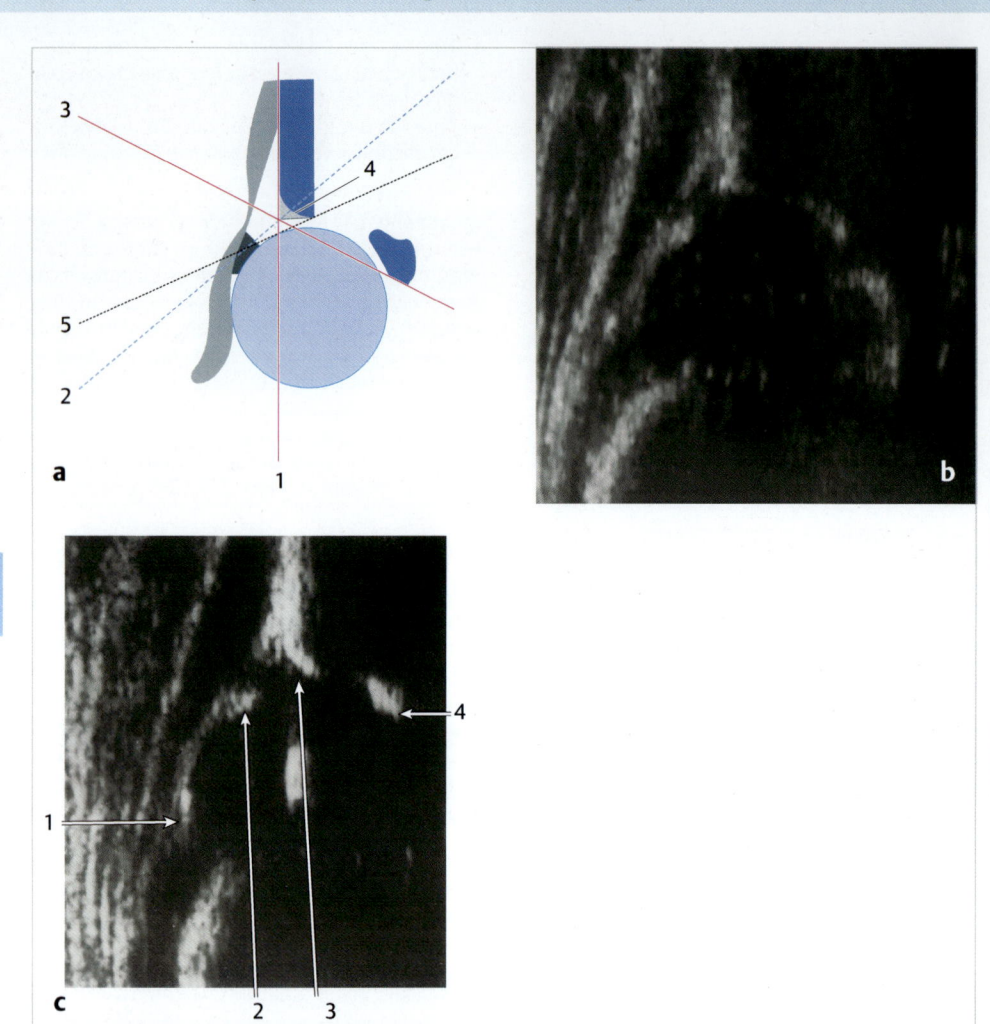

**Fig. 7.4 Articulação do quadril Tipo I.**
**a** Desenho esquemático de uma articulação do quadril Tipo I com uma área óssea angular e romba.
  1 = Linha de base
  2 = Linha do teto cartilaginoso (linha alargada) com área da borda óssea angulada
  3 = Linha do teto ósseo com área da borda óssea angulada
  4 = Área da borda óssea romba
  5 = Linha do teto cartilaginoso com a área da borda óssea romba
**b** Tipo I com área da borda óssea angulada.
**c** Tipo I com área da borda óssea romba.
  1 = Prega sinovial
  2 = Lábio acetabular
  3 = Área da borda óssea romba
  4 = Borda inferior do ílio

## 7.3 Diferenciação dos Tipos de Quadris

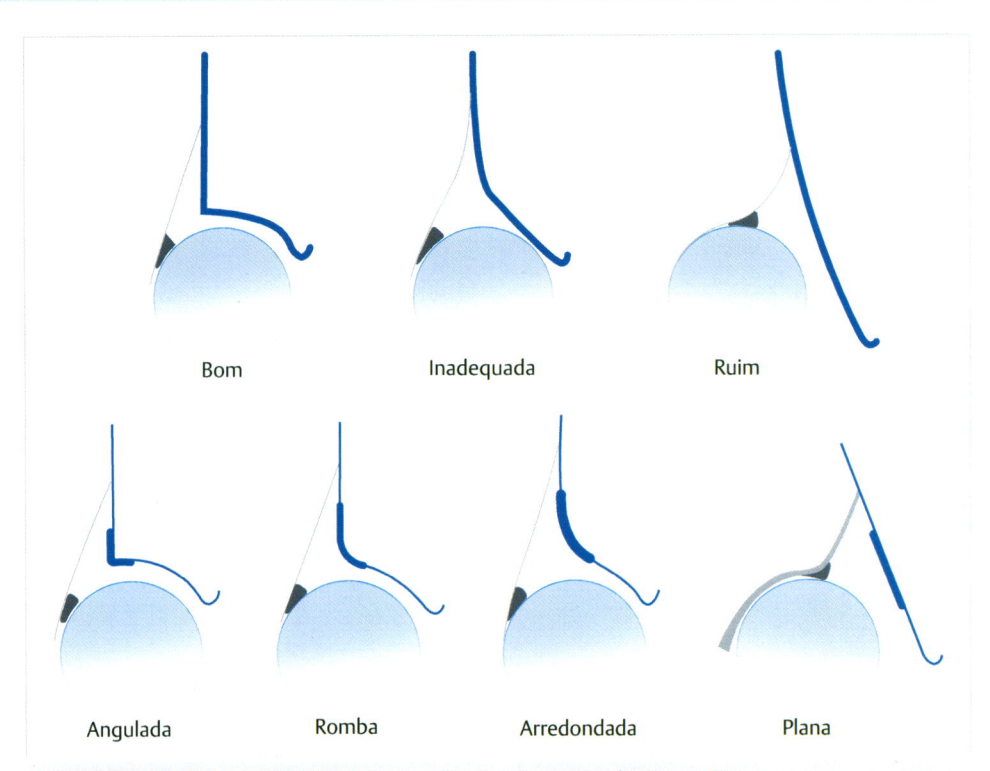

Bom   Inadequada   Ruim

Angulada   Romba   Arredondada   Plana

**Fig. 7.5 Articulação do quadril Tipo I.** Representação esquemática dos tipos I–III.
**a** Diferentes formas do acetábulo ósseo.
**b** Descrição da área da borda.
Angular e romba: Tipo I
Arredondada: Tipo II
Plana: Tipo III

### Conselhos Práticos

Uma vez que o terceiro *check-up* na Alemanha, em que se realiza universalmente a ultrassonografia do quadril, na 4ª a 5ª semanas de vida foi antecipado, os seguintes resultados da nova recomendação para a subdivisão do quadril infantil em Tipo IIa + e IIa – são:

- **Articulação do quadril com 4 semanas de idade:**
  - Ângulo α entre 52 e 59° (Tipo IIa +): recomenda-se controle
  - Ângulo α = 50° ou 51° (Tipo IIa -): requer terapia
- **Articulação do quadril com 6 semanas de idade:**
  - Ângulo α entre 55° e 59° (Tipo IIa +): recomenda-se controle
  - Ângulo α menor que 55° (Tipo IIa -): requer terapia

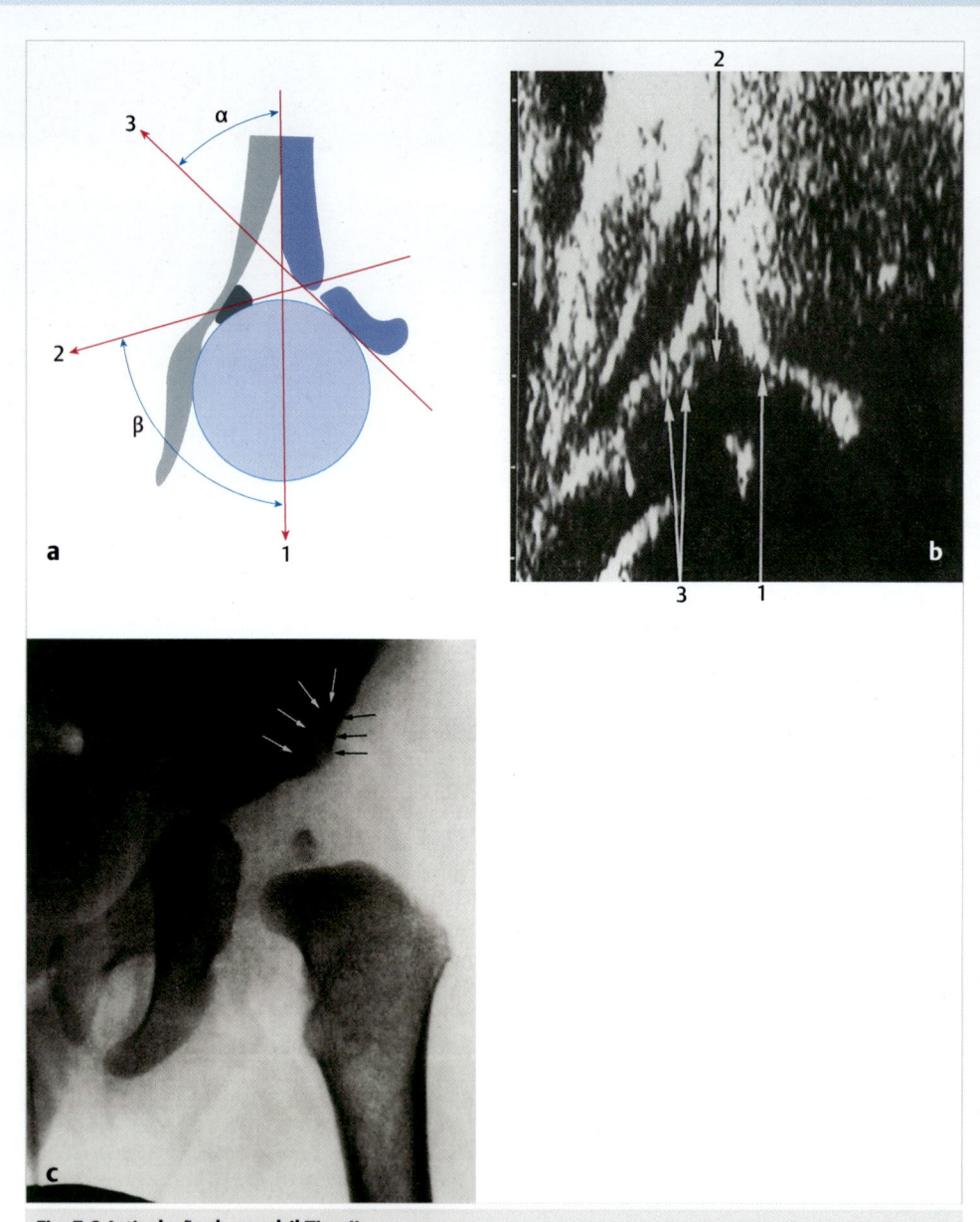

# 84  Tipificação dos Diagnósticos Ultrassonográficos da Articulação do Quadril

Fig. 7.6 Articulação do quadril Tipo II.

## 7.3 Diferenciação dos Tipos de Quadris

**Fig. 7.6 Articulação do quadril Tipo II. Nota Revisor:** As imagens **b** e **c** são imagens históricas de 1981.
**a** Desenho esquemático de um quadril Tipo II. O teto ósseo é deficiente, a área da borda é redonda e coberta pelo teto cartilaginoso.
α = Ângulo ósseo
β = Ângulo cartilaginoso
1 = Linha de base
2 = Linha do teto cartilaginoso
3 = Linha do teto acetabular
**b** Articulação do quadril esquerdo, 9 meses. A área da borda óssea é redonda, com formação óssea deficiente. Está coberta pelo teto cartilaginoso, por isso é um Tipo II. O corte passa pelo defeito ósseo e corresponde a imagem de radiografia em **c**.
1 = Borda óssea
2 = O corte passa pelo defeito ósseo
3 = Lábio acetabular
**c** Displasia do quadril à esquerda. Defeito entre a borda do teto acetabular anterior e posterior marcada com setas (corresponde a **b**, Nº 2).

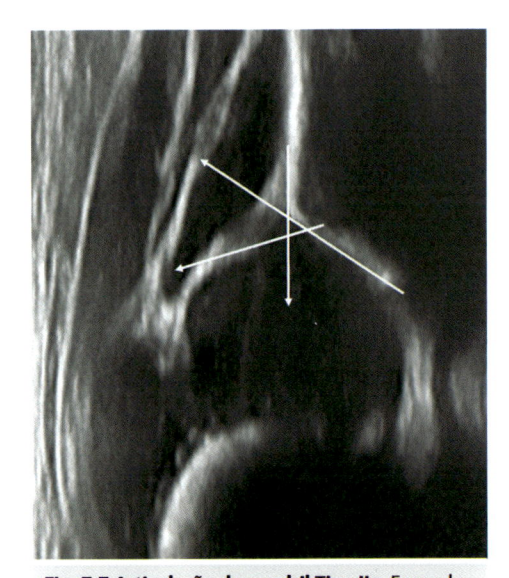

**Fig. 7.7 Articulação do quadril Tipo IIa.** Exemplo de uma articulação do Tipo IIa, articulação do quadril de 4 semanas de idade. A formação óssea é suficiente, a área da borda é redonda, o teto acetabular cartilaginoso estende-se sobre a cabeça do fêmur. O ângulo α é de 58°, o ângulo β é de 78°. A articulação atingiu o nível mínimo de maturação (ou mais), por isso é do Tipo IIa(+).

## Tipo IIb

O ângulo α também está entre 50° e 59° neste tipo, mas a articulação do quadril tem mais de 12 semanas. Nessa idade, essa articulação do quadril corresponde a uma articulação displásica. O acetábulo ósseo é defeituoso, a área da borda é redonda, mas o teto cartilaginoso também se estende sobre a cabeça femoral (▶ Fig. 7.8). Se a área da borda for "angular" em vez de redonda, isso é um sinal de pós-ossificação e deve ser avaliado prognosticamente.

> **Aviso**
>
> O Tipo IIa e o Tipo IIb diferem apenas em termos de idade: relações de cobertura ósseas aceitáveis para uma idade de 4 semanas não são suficientes para 4 meses!

## Tipo IIc

O Tipo IIc corresponde a um "quadril crítico" ("faixa crítica") ou um "quadril na área de risco" (risco de descentralização = "displasia grave"), em qualquer idade (▶ Fig. 7.9). A formação é extremamente deficiente, a área da borda é redonda a plana, o teto cartilaginoso ainda é coberto. O ângulo ósseo α é de 43°–49° (área Tipo IIc), o ângulo da cartilagem β é menor que 77°. Medir o ângulo é essencial para distingui-lo de um quadril Tipo D.

## Tipo D

Neste tipo, a articulação do quadril é "descentralizada" (▶ Fig. 7.10). O ângulo ósseo α, tal como acontece com o quadril Tipo IIc, é 43°–49°, o ângulo β, no entanto, é maior que 77°. O quadril do Tipo D é o primeiro estágio de uma descentralização. Ele não deve ser considerado como "Tipo IId" uma vez que todas as articulações do Tipo II são articulações de quadril centradas, enquanto o quadril do Tipo D corresponde ao primeiro estágio de uma articulação descentralizada. Portanto, as articulações do quadril Tipo D são inerentemente instáveis e não precisam ser submetidas a um teste de estresse adicional (p. 98).

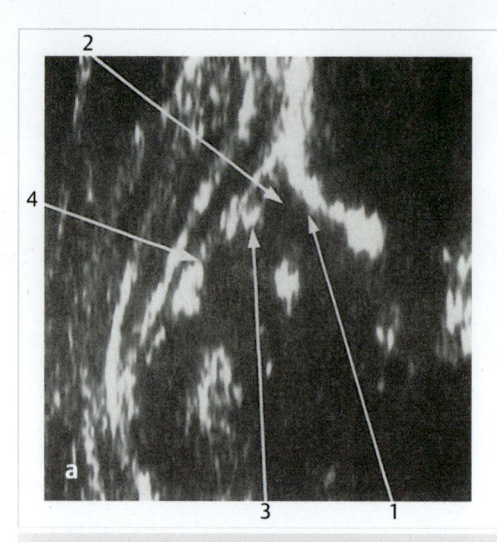

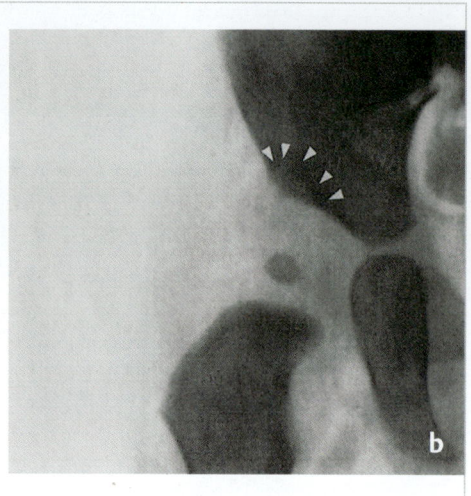

**Fig. 7.8 Articulação do quadril Tipo IIb.**
a Articulação de três meses. A formação óssea é deficiente, a área da borda é redonda, o teto acetabular cartilaginoso cobre a cabeça femoral. Nota: A imagem é do ano de 1987 com o padrão de precisão daquela época.
1 = Borda óssea
2 = Teto acetabular cartilaginoso
3 = Lábio acetabular
4 = Cápsula articular
b Radiografia correspondente a **a**. Existe um defeito grave na borda. Apenas a borda acetabular posterior está bem formada. O defeito da borda é marcado com as pontas de seta.

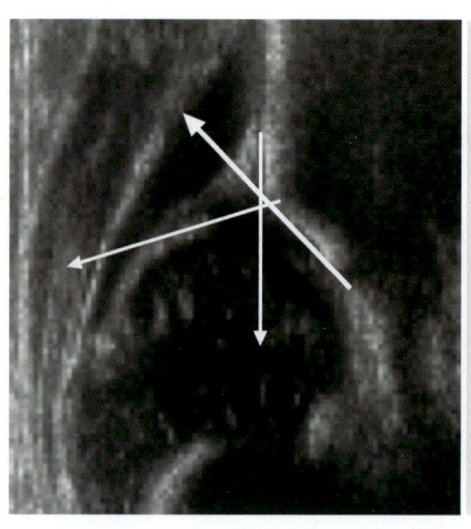

**Fig. 7.9 Articulação do quadril Tipo IIc.** Articulação do quadril de um recém-nascido. A formação óssea é extremamente deficiente, a área da borda óssea vai de redonda a plana, o teto cartilaginoso ainda está sobreposto. O ângulo α é de 44°, o ângulo β é de 75°. Trata-se de um Tipo IIc.

## 7.3 Diferenciação dos Tipos de Quadris

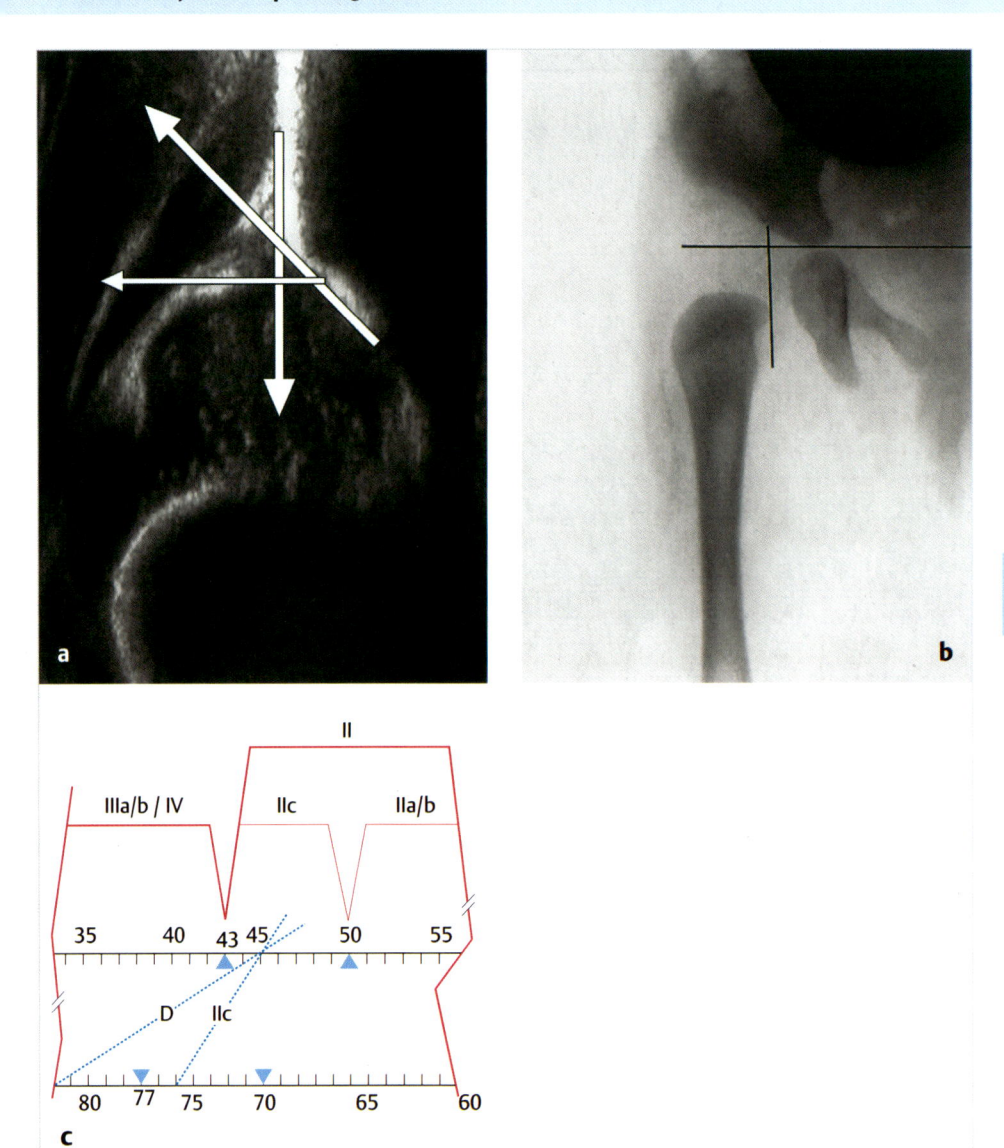

**Fig. 7.10 Articulação do quadril Tipo D.**
a Articulação do quadril de quatro semanas. A formação óssea é extremamente deficiente, a borda óssea vai de redonda a plana, o teto acetabular cartilaginoso é deslocado. O ângulo α é de 46°, o ângulo β é de 90°. Portanto, trata-se um quadril Tipo D.
b Imagem da radiografia a com "subluxação" incipiente.
c Diferenciação do Tipo IIc e do Tipo D no sonômetro. Para ambos os tipos, o ângulo α está no intervalo do Tipo IIc. Se o ângulo β for menor que 77°, trata-se de um Tipo IIc, se, por outro lado, for maior ou igual a 77°, trata-se de um Tipo D.

## Conselhos Práticos

**Teste de estresse (medição da instabilidade)**
Se um quadril Tipo IIc for convertido em um quadril Tipo D no teste de estresse ultrassonográfico, em que o teto acetabular cartilaginoso for deslocado cranialmente com o lábio acetabular pela pressão, e o ângulo β tornar-se maior que 77°, este quadril será então referido como "Tipo IIc instável". Se isso não ocorrer (o ângulo β ficar abaixo de 77°), fala-se então de um quadril "Tipo IIc estável".

## Tipo III

Causado por forças de cisalhamento caudocranianas com teto ósseo ruim, o teto acetabular cartilaginoso é tipicamente deformado pela luxação da cabeça femoral empurrada cranialmente. A cabeça femoral é descentralizada no Tipo III. A maior parte do teto cartilaginoso é empurrada cranialmente, e uma parte menor é pressionada caudalmente em direção ao acetábulo. A protuberância cartilaginosa pressionada para baixo separa o acetábulo do encaixe secundário formado por pressão e foi chamado por Ortolani de *neolimbus*.

### Tipo IIIa

Neste tipo, a cartilagem do teto acetabular não tem distúrbios estruturais. Pode-se ver a típica cartilagem hialina ultrassonograficamente anecoica do teto acetabular (▶ Fig. 7.11).

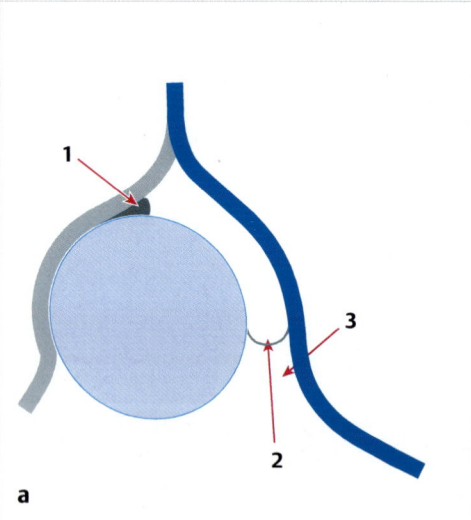

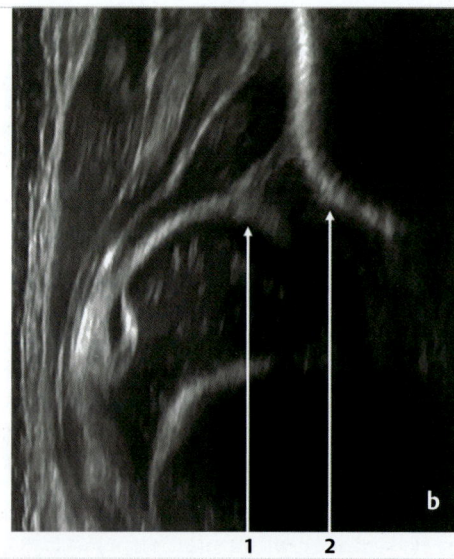

**Fig. 7.11 Articulação do quadril Tipo IIIa.**
**a** Desenho esquemático. Descentralização Tipo III.
1 = Lábio
2 = Parte do teto cartilaginoso pressionado em direção caudal
3 = Acetábulo
**b** Articulação do quadril de oito semanas de idade. A formação óssea é pobre, a área da borda óssea é plana, o teto cartilaginoso é deslocado cranialmente e é hipoecogênico. O achado é atribuído ao tipo de quadril IIIa. Atenção: a borda inferior do ílio não é mais representada com segurança, porque a cabeça femoral já saiu do plano-padrão.
1 = Lábio
2 = Borda óssea

## 7.3 Diferenciação dos Tipos de Quadris

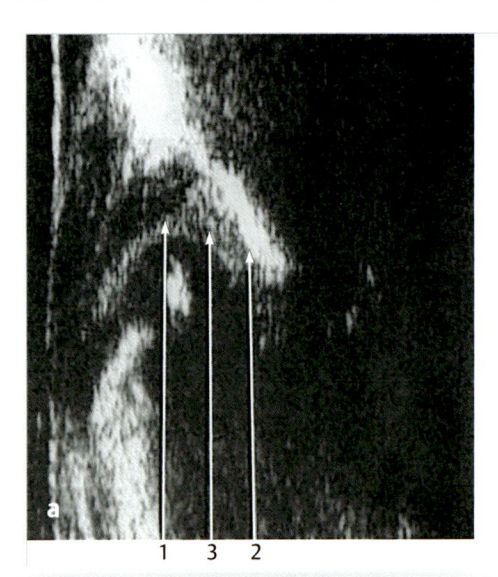

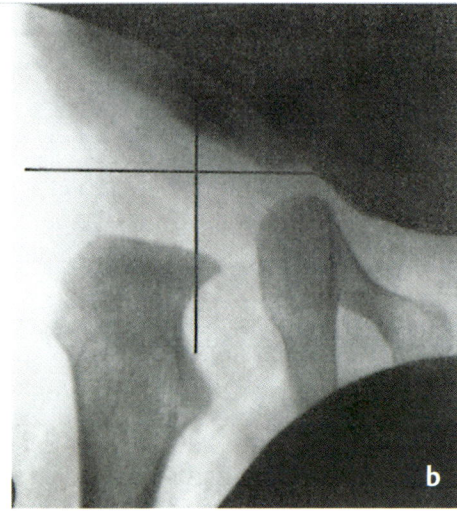

**Fig. 7.12 Articulação do quadril Tipo IIIb.**
**a** Ultrassonografia do quadril direito, 6 meses de idade, com um claro realce do eco do teto acetabular cartilaginoso. A formação óssea é ruim, a área da borda é plana e o teto cartilaginoso é ecogênico e deslocado cranialmente. A borda inferior do ílio está fora do plano-padrão e não é visível. Nota: Essa ultrassonografia é de 1985!
1 = Lábio acetabular
2 = Borda óssea
3 = Teto acetabular cartilaginoso
**b** Radiografia de **a**: Diagnóstico de luxação de nível 2 segundo Tönnis.

## Tipo IIIb

No Tipo IIIb, a cartilagem acetabular apresenta distúrbios estruturais que se manifestam na ecogenicidade da cartilagem acetabular (▶ Fig. 7.12). As causas são a pressão e as forças de cisalhamento da cabeça femoral descentralizada no teto de cartilagem hialina, que acabam levando à degeneração fibrocartilaginosa da cartilagem acetabular deslocada (ver ▶ Fig. 3.43). Graças à triagem precoce, o Tipo IIIb praticamente desapareceu.

Às vezes, as articulações do Tipo III ligeiramente descentralizadas podem ser visualizadas no plano-padrão. Nestes casos, elas também podem ser medidas: O ângulo α é menor que 43°. Se a descentralização for de um grau maior, a cabeça femoral em geral sai do plano-padrão, o que significa que essas articulações não podem mais ser medidas. No entanto, elas podem ser muito bem avaliadas, pois o diagnóstico pode ser feito morfologicamente pela direção de deslocamento do teto cartilaginoso (diferenciação do Tipo III do Tipo IV).

### Notas

A característica morfológica especial das articulações do Tipo III é que a maioria da cartilagem acetabular é deslocada cranialmente, tracionando o pericôndrio na direção cranial.

## Tipo IV

A cabeça femoral é descentralizada no Tipo IV. Todo o teto acetabular cartilaginoso é pressionado na direção medial-caudal em direção ao acetábulo (▶ Fig. 7.13). O teto cartilaginoso não é mais visível sobre a cabeça femoral. Isso significa que o caminho da cabeça femoral de volta ao acetábulo é significativamente impedido pela cartilagem deslocada. O prognóstico de uma articulação Tipo IV é significativamente pior do que o de uma articulação Tipo III.

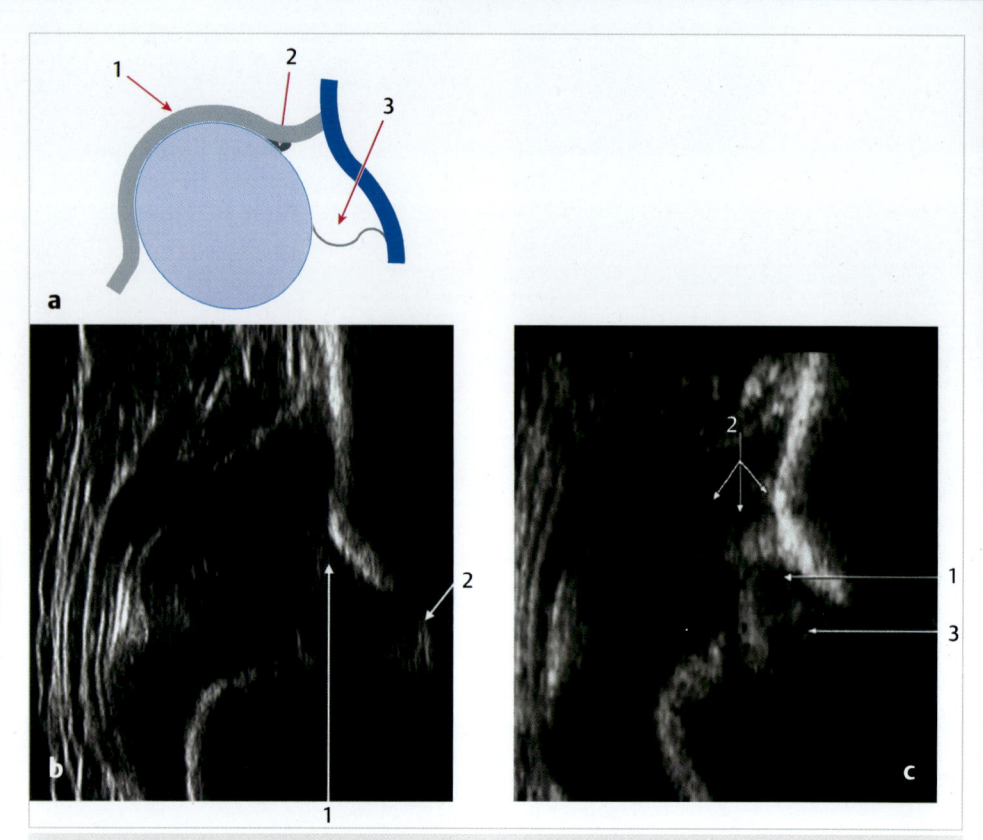

**Fig. 7.13 Articulação do quadril Tipo IV.**
a Representação esquemática. A cabeça femoral comprimiu o teto acetabular hialino com o lábio acetabular entre si e o acetábulo ósseo, e pressionou todo o caminho em direção ao acetábulo.
1 = Cápsula articular
2 = Lábio
3 = Partes comprimidas caudalmente do teto acetabular cartilaginoso
b Articulação do quadril de quatro semanas Tipo IV. A cabeça femoral é claramente descentralizada, mais lateralizada do que deslocada cranialmente. O teto cartilaginoso é comprimido entre a cabeça femoral e o osso. Não há teto cartilaginoso cranial à cabeça femoral e à faixa cápsula-pericôndrio. No fundo da fossa acetabular, os ecos multiplicam-se como uma expressão do tecido vazio.
1 = Teto cartilaginoso comprimido
2 = Tecido vazio no fundo da fossa acetabular
c Quadril Tipo IV. A cabeça femoral pressionou a cartilagem acetabular entre si e o osso ilíaco. A faixa cápsula-pericôndrio vai de horizontal para forma de calha. O fundo da fossa acetabular é preenchido com tecido adiposo.
1 = Teto cartilaginoso comprimido
2 = Faixa cápsula-pericôndrio
3 = Tecido vazio no fundo da fossa acetabular

## 7.3 Diferenciação dos Tipos de Quadris

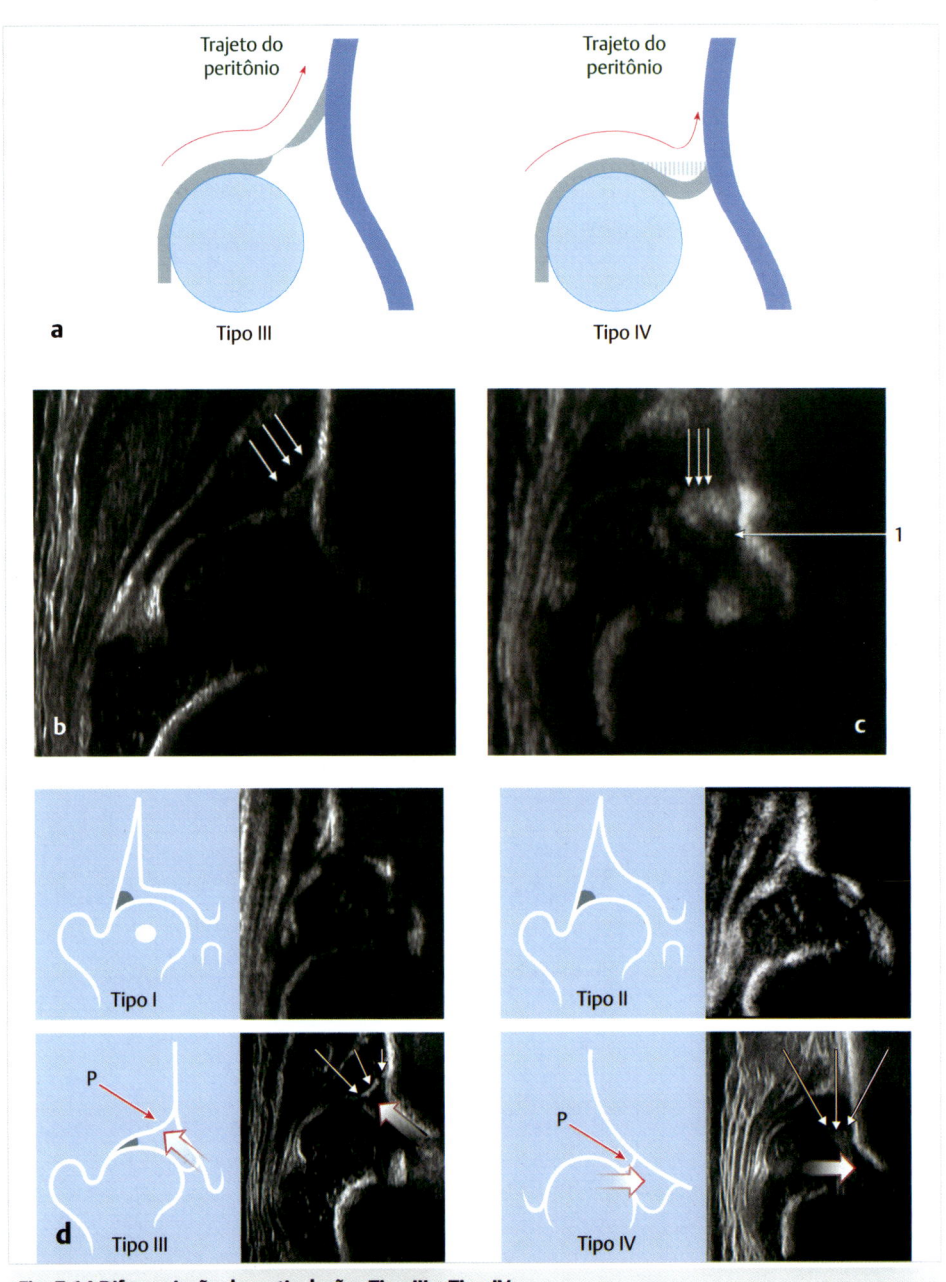

**Fig. 7.14 Diferenciação das articulações Tipo III e Tipo IV.**
a Diferenciação das articulações Tipo III (b) e Tipo IV (c) de acordo com a direção e trajeto do pericôndrio na cartilagem acetabular.
b Diferenciação das articulações Tipo III (b) e Tipo IV (c): quadril Tipo III com cartilagem do teto acetabular deslocada cranialmente, visível no pericôndrio que se estende na direção cranial (setas).
c Quadril Tipo IV com cartilagem do teto acetabular deslocada caudalmente e a faixa de pericôndrio em forma de calha (setas).
  1 = Cartilagem do teto acetabular
d Os 4 tipos de quadril em resumo. A seta grossa marca a cartilagem deformada do teto acetabular. As setas finas marcam o trajeto do pericôndrio. P = Pericôndrio

## Distinção entre Articulações Tipo III e Tipo IV

O lábio jamais é "esmagado", apenas sua base é pressionada. Nunca é o obstáculo de reposicionamento. O obstáculo de reposicionamento é mais (Tipo IV) ou menos (Tipo III) a cartilagem do teto acetabular pressionada caudalmente.

### Conselhos Práticos

Metodologicamente, as articulações do Tipo III e do Tipo IV podem ser diferenciadas levando em consideração o trajeto do pericôndrio (▶ Fig. 7.14): Como o teto cartilaginoso é hipoecoico ou anecoico, ele só pode ser delimitado pelas estruturas circundantes. O pericôndrio é fixado ao teto cartilaginoso e é o indicador de onde está localizado o teto acetabular cartilaginoso hialino – cranial ou caudal? A posição do lábio é irrelevante. Se o pericôndrio é tracionado cranialmente, ainda deve haver cartilagem sobre a cabeça femoral e isso se trata do Tipo III. Se ele é tracionado horizontalmente para o acetábulo ósseo ou tem formato de calha e só então sobe para o teto acetabular ósseo, então se trata de uma articulação do Tipo IV.

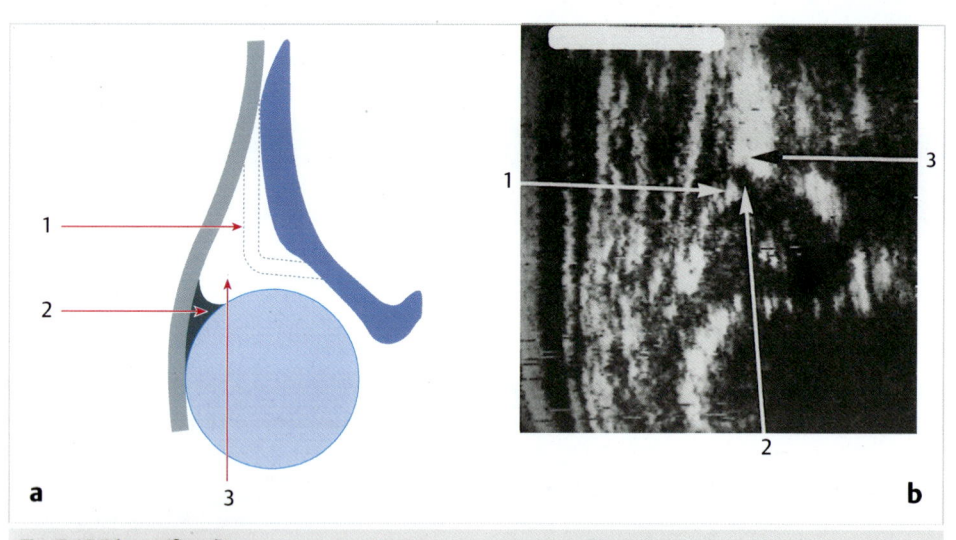

**Fig. 7.15 Pós-ossificação.**
a Representação esquemática.
  1 = Ecogenicidade aumentando de proximal para distal
  2 = Lábio acetabular
  3 = Teto cartilaginoso ainda não ossificado
b Imagem composta histórica de 1982. Articulação do quadril Tipo I madura, área da borda óssea angular bem desenvolvida, sobrepondo-se sobre o teto cartilaginoso.
  1 = Lábio acetabular
  2 = Teto cartilaginoso amplamente ossificado
  3 = Borda óssea

As articulações Tipo III e Tipo IV são articulações descentralizadas por definição. O termo "subluxação" (semelhante a "um pouco grávida") é um termo clínico e não reflete a anatomia patológica, por isso não deve ser utilizado na tipologia ultrassonográfica.

## 7.3.2 Diferenciação entre Distúrbio Estrutural e Pós-Ossificação

A pós-ossificação fisiológica do acetábulo pode causar reflexos semelhantes aos causados pelo distúrbio estrutural patológico. As pós-ossificações são encontradas em articulações centralizadas (▶ Fig. 7.15) e levam a estruturas de borda cada vez melhores, enquanto distúrbios estruturais ocorrem apenas em articulações descentralizadas (Tipo III e Tipo IV).

### Notas

- **Pós-ossificação:** teto acetabular ecogênico em quadris centrados
- **Distúrbio estrutural:** teto acetabular ecogênico em quadris descentralizados

## 7.4 Resumo

### Conclusão

- **Tipos de quadril:**
  - *Tipos Ia/b:* Estas são variações de uma articulação madura (como "loiro" e "moreno"). O termo "saudável" não deve ser usado para articulações do Tipo I, sendo "maduro" ou "amadurecido" o correto. "Saudável" também é o Tipo IIa (+)!
  - *Tipos IIa/b:* A diferença é a idade: o que é uma cobertura acetabular normal para 4 semanas de vida não é suficiente para 4 meses de vida. O Tipo IIa é ainda diferenciado em articulações fisiologicamente imaturas, mas apropriadas à idade (Tipo IIa +) e articulações que não atingiram o nível mínimo de maturidade (Tipo IIa −; articulação a partir do 3º mês de vida).
  - *Tipo IIc:* Há uma "displasia grave" e isso representa o risco de descentralização. Em qualquer idade, é necessário tratamento imediato.
  - *Tipo D:* Este é o primeiro estágio de uma descentralização.
  - *Tipo III/IV:* Esses tipos têm articulações descentralizadas com tetos cartilaginosos deformados de forma diferente (deslocados cranial ou caudalmente). A distinção ultrassonográfica entre o Tipo III e o Tipo IV baseia-se no trajeto do pericôndrio, não na posição do lábio!
- **Regras para medição:**
  - Apenas ultrassonografias no plano-padrão podem ser medidas.
  - No entanto, as articulações que estão fora do plano-padrão também podem ser avaliadas se forem articulações descentralizadas (por isso, sempre a *checklist* I antes da *checklist* II).
  - Uma articulação descentralizada pode ser medida se ainda estiver localizada no plano-padrão.
  - Uma articulação descentralizada não precisa ser medida, se a tipificação já é determinada com base no deslocamento da cartilagem.

# 8 Diagnóstico da Ultrassonografia do Quadril

Existem diretrizes para o diagnóstico da ultrassonografia do quadril. A congruência de muitos dados e fatos restringe cada vez mais o diagnóstico, de modo que, em última análise, a tipificação torna-se certa. Assim, com a idade do bebê, alguns tipos são excluídos desde o início. Diagnósticos incongruentes não devem ser aceitos, mas devem ser verificados. Uma descrição de "teto acetabular deslocado cranialmente" com um ângulo α simultâneo de 62° é incongruente e deve levar a uma revisão do exame.

Para evitar ou minimizar erros, a sequência do procedimento tático na tomada dos diagnósticos é importante e deve ser rigorosamente observada.

## 8.1 Coleção de Nome, Data de Nascimento, Articulação Afetada e Idade do Paciente

A descrição de idade deve definitivamente preceder o diagnóstico. Ela reduz automaticamente a possibilidade de tipos de quadril elegíveis. Uma articulação de 4 meses não pode ser classificada como Tipo IIA!

## 8.2 *Checklist* I (Identificação Anatômica)

A identificação anatômica deve sempre ser realizada antes do teste de usabilidade, para que uma ultrassonografia de quadril incorreta não seja erroneamente avaliada como adequada para diagnósticos devido a interpretações anatômicas incorretas dos ecos durante o teste de usabilidade. Se um único ponto da *checklist* I não for identificado, então a ultrassonografia não serve para diagnóstico!

## 8.3 *Checklist* II (Teste de Usabilidade)

É verificado se todos os pontos de referência estão presentes na ordem correta. Observe a exceção: se a identificação anatômica mostrar que é uma articulação descentralizada, a borda inferior do ílio pode estar faltando e uma secção dorsal está presente!

## 8.4 Descrição e Diagnósticos

A descrição dos diagnósticos inclui a descrição morfológica das partes ósseas e cartilaginosas do teto acetabular com termos uniformes. Mesmo que seja amplamente subjetiva, força uma abordagem analítica e restringe os tipos a serem investigados. A descrição leva a uma tipificação provisória, que é apoiada pela tecnologia de medição. No quadril Tipo I e especialmente com as articulações do Tipo Ib, nem sempre se encontra uma área de borda angular com contornos nítidos. Em vez disso, a área da borda é frequentemente indicada arredondada. Esta forma de borda é chamada de "romba". As áreas de borda rombas são muito mais comuns do que as angulares (▶ Fig. 8.1).

Uma visão geral dos tipos com ângulos e descrições, bem como a exceção do Tipo II, pode ser encontrada na ▶ Tab. 8.1. Se os termos da ▶ Tabela 8.1 forem usados na linha horizontal, eles são congruentes e conclusivos. Em princípio, portanto, a linha correspondente na descrição não é omitida. A única exceção é nas articulações do Tipo II com início da pós-ossificação: devido à ossificação e à formação crescente de bordas, é possível que a área óssea da borda já seja "angular" em vez de "romba". Isso pode ser avaliado como prognóstico favorável, ou seja, como um sinal do início do crescimento do teto acetabular (a chamada pós-ossificação).

**Tab. 8.1** Descrição dos tipos de quadril.

| Tipo de quadril | Descrição | Idade do paciente | Formação óssea/ ângulo ósseo α | Área da borda | Teto cartilaginoso/ ângulo cartilaginoso β |
|---|---|---|---|---|---|
| I | Articulação do quadril madura | Qualquer idade | Boa α ≥ 60° | Angular/romba | Cobrindo[1] Ia: β ≤ 55° Ib: β > 55° |
| IIa | Fisiologicamente imaturo | < 12 semanas de vida | Suficiente α = 50°-59° | Arredondada | Cobrindo[1] |
| • IIa+ | Fisiologicamente imaturo, adequado à idade | < 12 semanas de vida | Suficiente α ≥ valor mínimo correlacionado com a idade no sonômetro | Arredondada | Cobrindo[1] |
| • IIa– | Fisiologicamente imaturo, déficit de amadurecimento | < 12 semanas de vida | Deficiente α < valor mínimo correlacionado com a idade no sonômetro | Arredondada | Cobrindo[1] |
| IIb | Atraso de ossificação | ≥ 12 semanas de vida | Deficiente α = 50°-59° | Arredondada | Cobrindo[1] |
| IIc (estável/ instável) | Articulação ameaçada | Qualquer idade | Altamente deficiente α = 43°-49° | De arredondada a plana | Ainda cobrindo[1] β < 77° |
| D | Articulação descentralizada | Qualquer idade | Altamente deficiente α = 43°-49° | De arredondada a plana | Deslocado β ≥ 77° |
| IIIa/b | Articulação descentralizada | Qualquer idade | Ruim α < 43° | Plana | IIIa deslocado cranialmente: sem distúrbio estrutural IIIb: com distúrbio estrutural |
| IV | Articulação descentralizada | Qualquer idade | Ruim | Plana | Deslocado na direção medial-caudal |
| Exceção: Tipo II com maturação | – | – | Insuficiente ou suficiente | Angular (como sinal de maturação) | Cobrindo[1] |

[1] O termo "cobrindo" ("teto cartilaginoso mantém a cabeça femoral no encaixe") aplica-se apenas aos quadris centrados; "deslocado" corresponde a uma articulação descentralizada.

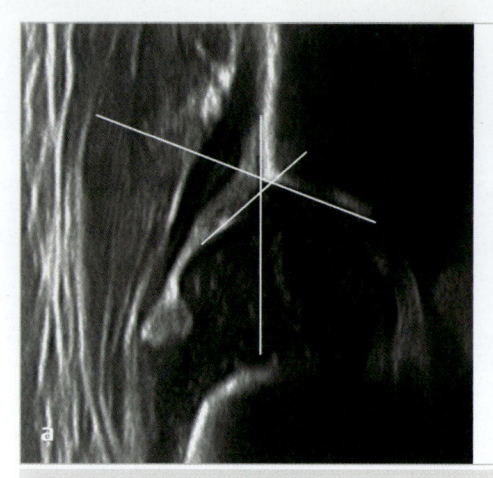

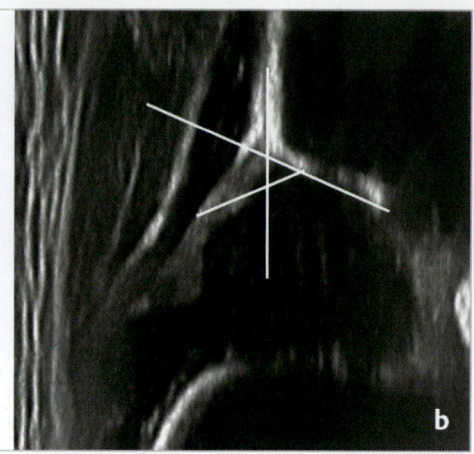

**Fig. 8.1 Formas da área da borda.**
a Articulação do quadril de cinco semanas com boa formação óssea. A área da borda óssea é angular, o teto acetabular cartilaginoso estende-se sobre a cabeça femoral. O ângulo α é de 72°, o ângulo β é de 54°. Também se trata de um Tipo Ia.
b Articulação do quadril de cinco semanas de idade. A formação óssea é boa, a área da borda óssea é romba, o teto acetabular cartilaginoso cobre à cabeça femoral. O ângulo α é de 66°, o ângulo β é de 63°. Trata-se de um Tipo Ib.

## 8.5 Avaliação Metrológica

**Aviso**

Se as articulações descentralizadas não estiverem no plano-padrão, elas podem ser tipificadas (teto cartilaginoso empurrado para cima ou para baixo?), mas não medidas!

## 8.6 Especificação do Tipo Final (Avaliação Congruente, Verificação de Plausibilidade)

A descrição e a avaliação metrológica devem ser congruentes. A incongruência entre a descrição e a técnica de medição deve dar origem a uma nova revisão da identificação anatômica e a um novo teste de usabilidade. Como a descrição é subjetiva, a avaliação metrológica determina o tipo em casos limítrofes.

**Conselhos Práticos**

**Estimometria**
A descrição obriga o examinador a lidar com os pontos anatômicos, como borda óssea, lábio etc., e estimar as proporções de cobertura, mas uma tipificação definitiva não é possível:
- Caso o acetábulo ósseo cubra (a extremidade do acetábulo ósseo é o ponto de inflexão) mais da "metade" da cabeça femoral, trata-se provavelmente do Tipo I.
- Caso o acetábulo ósseo cubra menos da "metade" da cabeça femoral, existem duas possibilidades:
  ○ Se o lábio estiver mais alto que o ponto de inflexão, há suspeita de descentralização.
  ○ Se o lábio estiver mais baixo que o ponto de inflexão, trata-se provavelmente de uma articulação ainda centralizada.

**Notas**

Como a cabeça femoral não é redonda, o meio ("metade") não pode ser determinado. Portanto, as possibilidades provisórias de tipificação descritas acima são apenas métodos de estimativa. Todos os métodos de medição que incluem o diâmetro ou o centro da cabeça femoral em relação ao teto ósseo são, portanto, apenas métodos de estimativa numérica e levam a erros diagnósticos.

## 8.7 Consequência Terapêutica

É necessário determinar se a criança pode ser liberada, se necessita de controle ou mesmo se uma terapia é necessária.

# 9 Exame de Estresse "Dinâmico"

A ultrassonografia do quadril é basicamente um exame dinâmico: Dos muitos planos de corte possíveis ("dinâmicos") apenas um corte-padrão ("estático") é selecionado, para garantir a reprodutibilidade independente do examinador.

A pressão sobre o fêmur na direção cranial, assim como os movimentos rotacionais, por si só, pode levar à flexão e ao deslocamento das partes do teto cartilaginoso não ossificadas. Sem dúvida, as questões são importantes:
- Até que ponto esse deslizamento da cabeça femoral para a frente e para trás no acetábulo com subsequente flexão da cartilagem do teto acetabular é aceitável e dentro da faixa normal (movimento elástico) e
- Em que estágio esses movimentos se tornam patológicos e, assim, destroem a articulação do quadril (instabilidade).

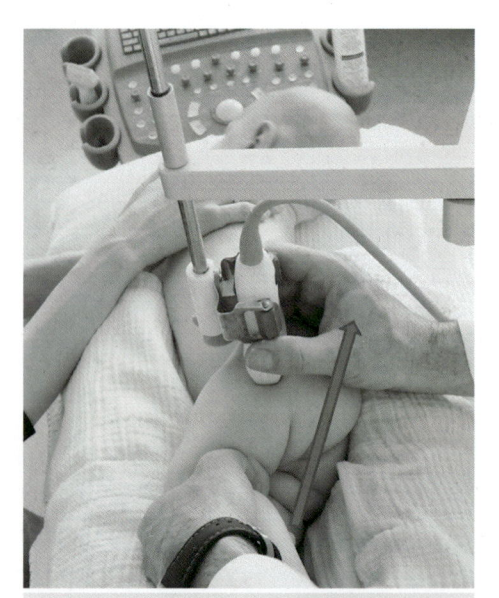

**Fig. 9.1 Exame de estresse da articulação do quadril esquerdo.** O punho direito repousa sobre o acolchoamento do berço de posicionamento para garantir a orientação segura do transdutor e para poder girar o transdutor para ajustar o nível. A mão esquerda cobre o membro inferior a ser examinado e pode colocar a articulação do quadril sob tensão e pressão para o exame de estresse.

Há uma diferença entre instabilidade clínica e instabilidade ultrassonográfica.

## 9.1 Instabilidade Clínica e Instabilidade Ultrassonográfica

"Instabilidade clínica" significa a palpação de movimentos relativos da cabeça femoral na articulação do quadril e além da borda do teto acetabular por meio de várias manobras de exame (sinal de Ortolani, sinal de Barlow, movimentos de deslocamento, redução etc.). Existe uma extensa literatura sobre uma ampla variedade de técnicas de exame manuais [35, 68, 98]. Há um consenso geral de que a reprodutibilidade dos diferentes fenômenos de deslizamento e ressalto, bem como os sinais de instabilidade, dependem em grande parte da técnica de exame, e da habilidade e experiência do examinador. Isso impõe limites consideráveis à reprodutibilidade. Afinal, 52,5% dos quadris patológicos de recém-nascidos não apresentam fatores de risco ou sinais clínicos [44, 62, 98]! As articulações do quadril ainda centradas, mas já com ossificação retardada ou em estágio de pré-luxação (Tipo IIc) também não podem ser detectadas no exame clínico.

Entende-se por "instabilidade ultrassonográfica" o deslizamento da cabeça femoral para fora do acetábulo com subsequente deformação do teto acetabular, que pode ser observada diretamente no monitor. Este último pode ser quantificado por medições apropriadas. A instabilidade ultrassonográfica, se necessário, pode assim ser quantificada e por isso ser reprodutível e comprovada metrologicamente a qualquer momento, independentemente da habilidade pessoal e do tato do examinador.

## 9.2 Execução do Exame de Estresse

O teste de estresse ultrassonográfico é realizado de maneira semelhante ao exame clínico, apenas na posição lateral e não na posição supina da criança. Após o escaneamento usual, o transdutor é aplicado corretamente. Deve se assegurar que ambas as mãos do(s) examinador(es) estejam apoiadas nas bordas do berço de posicionamento (▶ Fig. 9.1). Após encontrar o plano de corte padrão o transdutor é mantido nessa posição com a mão direita enquanto a mão esquerda segura a articulação do joelho e aplica uma pressão axial na direção cranial.

> **Conselhos Práticos**
>
> É importante que o punho direito seja apoiado no acolchoado da borda, caso contrário você perderá o plano-padrão com muita facilidade. Durante o teste de estresse, faz-se necessário reajustar o transdutor muitas vezes na direção da cabeça femoral deslocada. Isso pode ser facilmente alcançado se o punho direito estiver apoiado.

Uma ligeira posição de adução torna a instabilidade, se estiver presente, ainda mais identificável. Em quadris ultrassonograficamente instáveis, a cabeça femoral eleva-se ainda mais, levando consigo o lábio acetabular (▶ Fig. 9.2). Se a pressão for removida da cabeça femoral, ela desliza de volta para sua posição original. O deslocamento da cabeça do fêmur já pode ser visto ultrassonograficamente em defeitos graves de maturação do quadril quando o bebê puxa o membro inferior espontaneamente.

## 9.3 Chicote Elástico

Mesmo com quadris totalmente maduros, quando a extremidade proximal do fêmur é movida, pode-se observar um leve movimento ascendente do lábio acetabular com o teto cartilaginoso (▶ Fig. 9.3). Este é um processo de adaptação e é uma expressão de incongruência fisiológica das partes formadoras das articulações. Biomecânica e anatomicamente, a articulação do quadril corresponde a uma articulação soquete e não a uma articulação esférica. Com chicote elástico, o tipo da articulação do quadril não muda.

## 9.4 Tipologia da Articulação do Quadril Sonograficamente Instável

Naturalmente, as articulações do quadril descentralizadas são inerentemente instáveis (Tipo D, Tipo IIIa, Tipo IIIb e Tipo IV). No entanto, a questão importante a ser esclarecida é em que ponto a inofensiva movimentação elástica se transforma em uma instabilidade (patológica).

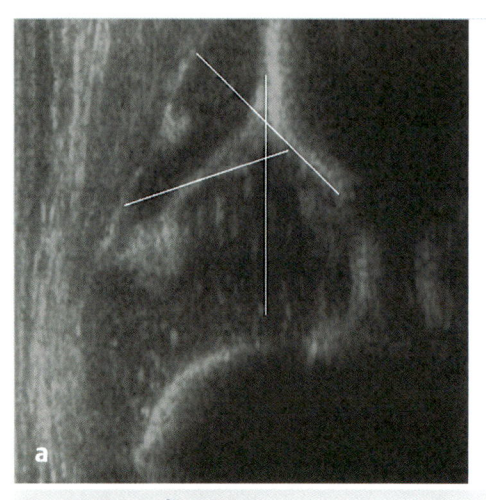

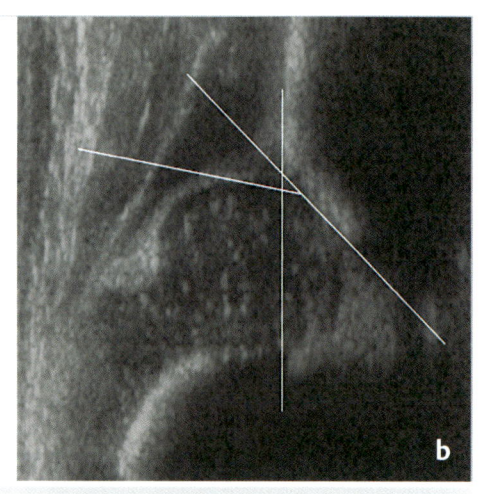

**Fig. 9.2 Exame de estresse.**
a Articulação do quadril de duas semanas de idade. A formação óssea é extremamente deficiente, a área óssea da borda vai de redonda a plana, o teto cartilaginoso ainda está cobrindo. O ângulo α é de 44°, o ângulo β é de 72°. Trata-se de um quadril IIc. O exame foi realizado sem estresse.
b A mesma articulação do quadril em a, agora com exame de estresse. Sob pressão, a cabeça femoral aumenta significativamente. O ângulo α ainda é de 44°, mas o ângulo β é agora de 100°. O tipo de quadril na presente ultrassonografia corresponde a um tipo de quadril D. Classificação final: Tipo IIc – instável (!).

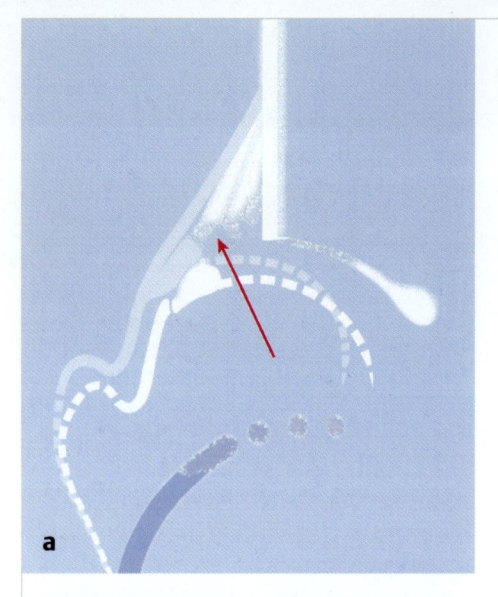

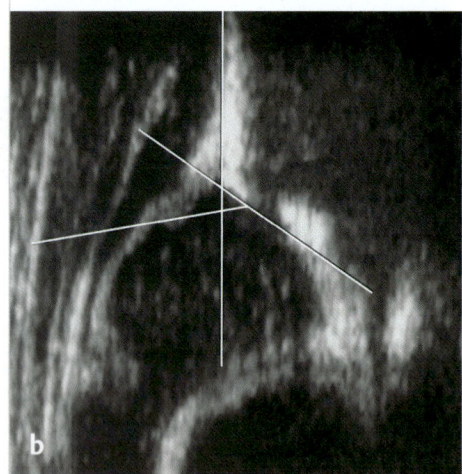

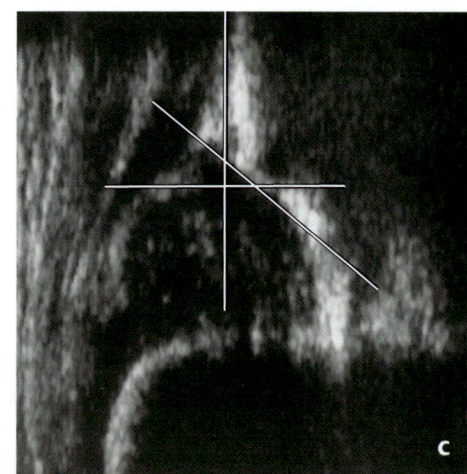

**Fig. 9.3 Chicote elástico.**
**a** Representação esquemática. Mesmo que haja boa cobertura óssea, a compressão ou rotação da cabeça femoral pode resultar em deslocamento do teto acetabular cartilaginoso (seta). Este chicote elástico não deve ser considerado patológico se houver uma boa cobertura óssea.
**b** Exemplo de um chicote elástico. O ângulo α para a articulação do quadril sem estresse é de 55°, e o ângulo β é de 74°.
**c** A mesma articulação do quadril em **b**, agora, sob estresse. Se o ângulo ósseo permanece o mesmo, o teto acetabular cartilaginoso eleva-se com o lábio (ângulo β = 89°): ocorre um chicote elástico (!).

### Notas

Uma articulação do quadril começa a se tornar instável ultrassonograficamente quando é possível converter uma articulação do Tipo IIc em um quadril do Tipo D sob pressão. Se este for o caso, refere-se a esta articulação do quadril como "Tipo IIc – instável" (compare ▶ Fig. 9.2a com ▶ Fig. 9.2b). Se um Tipo IIc não puder ser convertido em um Tipo D sob pressão, chama-se essa articulação do quadril de "Tipo IIc – estável".

Ao distinguir entre Tipo IIc – estável e Tipo IIc – instável, é possível diagnosticar objetivamente a instabilidade na área limítrofe e independentemente das impressões clínicas subjetivas.

### Conselhos Práticos

O hábito algumas vezes praticado de não traçar a linha do teto da cartilagem e não medir o ângulo β impossibilita a classificação do Tipo IIc – estável, do Tipo IIc – instável e do Tipo D do quadril. Como resultado, perde-se a oportunidade quase histórica de diferenciar a instabilidade patológica, importante para a terapia, dos movimentos fisiológicos de oscilação (chicote elástico) e torná-la independente da experiência e habilidade do examinador clínico.

Se a linha do teto cartilaginoso não for traçada, o examinador não poderá fornecer prova documental de que as estruturas importantes para avaliação (lábio ou ponto de virada) foram topograficamente atribuídas com exatidão. Em caso de diagnóstico errado, isso pode causar problemas legais.

### Conclusão

- **Chicote elástico:** São todos movimentos inofensivos da cabeça femoral e do teto cartilaginoso devido à frouxidão capsular ou incongruências fisiológicas ou adaptações a eles.
- **Instabilidade:** isso é entendido como movimentos patológicos da cabeça femoral, que causam danos ao acetábulo causados por forças de cisalhamento.
- **Transição do chicote elástico para a instabilidade:** desde que o ângulo α não caia na faixa do Tipo IIc, trata-se de um chicote elástico. Se o ângulo estiver na faixa do Tipo IIc, a instabilidade é possível. A separação exata é baseada na classificação Tipo IIc – estável e Tipo IIc – instável.

## 9.5 Atribuição de Tipos de Articulações Instáveis

### Notas

A tipificação da articulação do quadril é realizada em princípio no estágio de repouso, ou seja, sem "estresse".

Em sua posição inicial, os quadris ultrassonograficamente instáveis estão na área do Tipo IIc ou correspondem ao quadril Tipo D, Tipo III ou Tipo IV. Naturalmente, eles podem ser deslocados ainda mais durante o exame dinâmico. Uma articulação do quadril do Tipo III pode-se transformar em um quadril do Tipo IV se a cabeça femoral também for empurrada cranialmente e o teto cartilaginoso da cabeça femoral deslizar completamente para baixo. Por definição, a tipificação ocorre sem estresse, então essa articulação do quadril ainda seria atribuída ao Tipo III.

Mais exemplos:
- Uma articulação do quadril Tipo IIc é convertida metrologicamente em um quadril Tipo D sob pressão: Neste caso, um Tipo IIc – instável está presente.
- Uma articulação do quadril do Tipo IIc pode até ser colocada sob pressão, mas não pode ser convertida em uma articulação do quadril do Tipo D. Trata-se, portanto, de um quadril do Tipo IIc – estável.
- Faz-se tentativa de se reposicionar um quadril Tipo D. Sob tensão (estresse) é possível reposicioná-lo, e, nesta posição, a ultrassonografia seria do Tipo IIc. No entanto, como as articulações do quadril são classificadas sem estresse, o diagnóstico é do Tipo D.
- Um quadril Tipo D é colocado sob pressão. A articulação do quadril deteriora-se, o ângulo $\beta$ aumenta, mas o ângulo $\alpha$ permanece na faixa do Tipo IIc. Portanto, trata-se de um quadril Tipo D.

## 10.2.2 Erros de Identificação Anatômica e Erros no Teste de Usabilidade

### Teste de Usabilidade na Hora Errada

A *checklist* I deve ser realizada na ultrassonografia finalizada antes do teste de usabilidade (*Checklist* II) – nunca o contrário! Se o teste de usabilidade for realizado primeiro, um eco no fundo da fossa acetabular ou no lábio pode ser mal-interpretado e uma ultrassonografia correta com a presença de todos os três pontos de referência pode ser falseada.

### Erros de Confusão

Erros clássicos de confusão são aqueles nos quais a borda inferior do ílio não é delimitada de suas estruturas circundantes ou da fóvea central (▶ Fig. 10.3) e do lábio com o pericôndrio proximal, que pode ser muito comprimido em articulações descentralizadas (▶ Fig. 10.4), é confundido com o ligamento isquiofemoral ou a prega sinovial.

> **Aviso**
> Os erros de identificação anatômica estão em primeiro lugar nas causas do diagnóstico incorreto.

### Erros na Diferenciação Tipos III/IV

A posição da cartilagem acetabular deformada é importante terapêutica e prognosticamente, não a do lábio acetabular! Para determinar a posição da cartilagem deformada, o pericôndrio preso à cartilagem deve ser usado como auxílio:
- **Tipo III:** trajeto ascendente do pericôndrio,
- **Tipo IV:** trajeto horizontal ou em forma de calha do pericôndrio.

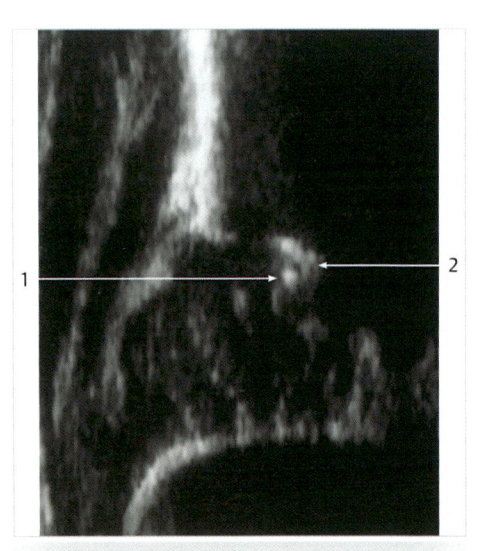

**Fig. 10.3** Possibilidade de confusão da margem inferior do ílio com a fóvea central.
1 = Fóvea central com o ligamento da cabeça femoral
2 = Borda inferior do ílio

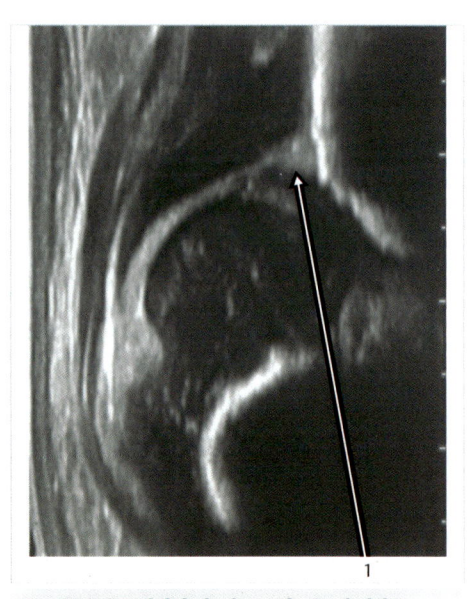

**Fig. 10.4** Possibilidade de confusão do lábio acetabular com o pericôndrio proximal comprimido.
1 = Pericôndrio

## Definição Incorreta da Borda

A borda óssea é o ponto de inflexão da concavidade acetabular para a convexidade acetabular (contracurvatura). Deve ser sempre procurado de baixo para cima (▶ Fig. 10.5) e é o "ponto lateral mais distante da sombra acústica no ponto de inflexão". A borda óssea não é, automaticamente, a intersecção das linhas da base e do teto acetabular!

## Comparação Incorreta da Imagem de Ultrassonografia/Radiografia

Há uma diferença de tempo entre a ultrassonografia e a imagem de radiografia em decorrência da formação diferente da imagem. As ossificações são encontradas na ultrassonografia com 6 a 8 semanas de antecedência. Portanto, uma ultrassonografia e uma radiografia nunca devem ser comparadas no mesmo dia. Existe uma correlação entre o ângulo α ultrassonográfico e o valor do índice acetabular radiográfico [61]: valor alfa + IA = 90°

## 10.3 Negligência da Idade do Paciente

### 10.3.1 Limite de Idade

A aplicação da ultrassonografia no quadril infantil é limitada pela ossificação das partes cartilaginosas. O núcleo da cabeça femoral, que recobre a borda inferior do ílio com sua sombra acústica, revela-se como fator limitante. A idade não é o fator limitante, mas sim o grau de ossificação do núcleo da cabeça femoral.

### 10.3.2 Prematuro

Embora os bebês prematuros tenham uma taxa aumentada de articulações imaturas, eles não têm uma taxa aumentada de patologia articular.

> **Aviso** ⚠️
>
> As articulações do quadril de bebês prematuros são classificadas tipologicamente de acordo com sua idade cronológica, mas suas consequências terapêuticas são avaliadas de acordo com sua idade gestacional.

Exemplo: Um bebê de 15 semanas com ângulo α de 58° e um ângulo β de 72° é classificado como Tipo IIb (ossificação retardada). O parto prematuro faz a idade de maturação do quadril sair da 6ª semana para a 9ª semana de vida. O resultado é, portanto, "Tipo IIb, devido ao parto prematuro aceitável, *check-up* recomendado em 6 semanas".

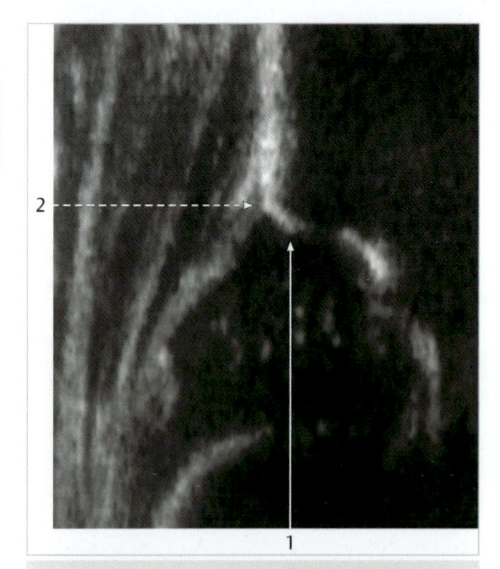

**Fig. 10.5 Possíveis erros ao definir a borda óssea.** A definição correta de concavidade para convexidade leva à definição correta da borda óssea. Se a borda óssea for buscada na ordem errada, a borda óssea será muito alta e, portanto, definida incorretamente.
1 = Borda óssea definida corretamente
2 = Borda óssea definida incorretamente

# 11 Terapia Controlada por Ultrassonografia

> **Notas** **N!**
> Resultado = Diagnóstico + Terapia

Um diagnóstico precoce é inútil se as condutas terapêuticas não forem traçadas ou se as abordagens terapêuticas disponíveis estiverem erradas. Portanto, é importante garantir a terapia guiada por ultrassonografia levando em consideração as condições biomecânicas.

A seguir, o esquema de terapia é explicado com base nos princípios biomecânicos da doença.

## 11.1 Curva de Maturação

A curva de maturação (▶ Fig. 7.3) permite tirar conclusões sobre o potencial de crescimento e ossificação do teto acetabular [101]. Essencialmente, isso significa que a articulação do quadril tem enorme potencial de maturação nas primeiras 6 semanas de vida, que também está presente no 2º período da 6ª à 12ª semana de vida, mas diminui significativamente na 12ª semana de vida. Na 16ª semana de vida ele se estabiliza em um certo nível e muda apenas um pouco. Este comportamento também corresponde à experiência clínica de que mesmo articulações descentralizadas que são tratadas nas primeiras 6 semanas de vida mostram uma tendência de cura muito boa. Nas articulações do quadril do Tipo IIc, a taxa de resolução é de até 100% [30, 62].

## 11.2 Princípio Básico de Tratamento Baseado em Aspectos Biomecânicos

O ponto de partida para qualquer terapia deve ser a análise da condição anatomopatológica do sistema cabeça femoral-acetábulo, levando em consideração a curva de maturação.

## 11.3 Objetivos Terapêuticos

- As alterações anatomopatológicas devem evoluir para o estado anatômico normal apropriado para a idade da articulação.
- Potencial de ossificação da articulação do quadril deve ser utilizado de acordo com a curva de maturação: deve-se buscar um diagnóstico confiável e – se necessário – um início de terapia o mais rápido possível após o nascimento.
- Danos às estruturas existentes, especialmente as zonas de crescimento no encaixe do quadril, e a necrose da cabeça femoral devem ser evitados. Os estudos histológicos da zona de crescimento do teto acetabular [38] confirmaram a necessidade de diagnóstico precoce e forneceram uma explicação do que é um fator de risco para luxação do quadril.

## 11.4 Fases do Tratamento

A tipificação ultrassonográfica permite tirar conclusões sobre a situação biomecânica da articulação. O deslizamento da cabeça femoral fez com que o acetábulo fosse mecanicamente deformado. Portanto, devem ser selecionados agentes terapêuticos que, devido à sua construção, sejam capazes de redirecionar as forças na articulação do quadril de tal forma que essas deformações da cavidade articular possam retornar à sua condição normal relacionada à idade.

> **Notas** **N!**
> Essencialmente, a articulação do quadril, começando com a pior variante no "pior caso", uma articulação descentralizada, passa por uma fase de preparação e mais três fases de tratamento, independentemente da idade:
> - Reposicionamento.
> - Retenção.
> - Maturação.
>
> Exceção ver *Triagem Neonatal* (Seção 11.5).

### 11.4.1 Fase de Preparação

Pode acontecer, infelizmente, por qualquer motivo, o início tardio da terapia [46], de modo que uma cabeça femoral luxada não possa ser imediatamente centralizada no acetábulo manualmente ou com auxílio. Geralmente são crianças mais velhas que já apresentam uma restrição significativa de movimento e adutores encurtados. Nesses casos o sistema acetabular deve ser afrouxado. Dependendo do grau de gravidade, isso é possível com fisioterapia adequada; em casos graves, com tração ou tenotomia dos adutores.

### 11.4.2 Fase de Reposicionamento

No caso de articulações descentralizadas (Tipo D, Tipo IIIa, Tipo IIIb e Tipo IV), a redução da cabeça femoral é necessária. Isso pode ser feito manualmente. Devido à cartilagem mais ou menos pressionada caudalmente do teto acetabular, a cabeça femoral geralmente não pode ser trazida para dentro do acetábulo de maneira ajustada. A cabeça femoral deve ser colocada pelo menos na frente da entrada acetábulo (▶ Fig. 11.1), entrando em uma direção medial-caudal. Isso pode ser feito manualmente ou com uma órtese de reposicionamento, por exemplo, o suspensório de Pavlik.

> **Conselhos Práticos**
>
> A posição é importante para redirecionar a cabeça femoral na direção caudal: flexão da perna em 100-110°, abdução máxima de 60°. Esta é a chamada posição de agachamento-sentado [20, 21]. Quando um suspensório de Pavlik é usado para o reposicionamento, as tiras bloqueiam a extensão das pernas quando a extensão é tentada e as forças direcionam a cabeça femoral em direção ao acetábulo.

O agente terapêutico usado é irrelevante se apenas o princípio básico for observado, ou seja, se a cabeça femoral for centralizada novamente no acetábulo pelo mecanismo de tratamento. Alguns meios de reposição são mais ou menos adequados devido à sua concepção mecânica. Em princípio, no entanto, deve-se usar uma "órtese de reposicionamento" no sentido mais amplo da palavra. Com o diagnóstico cada vez mais precoce por meio da ultrassonografia do quadril, o diagnóstico de quadril luxado geralmente é feito imediatamente após o nascimento. Isso geralmente diagnostica distúrbios de maturação do quadril com graus muito mais baixos de gravidade. As alterações anatomopatológicas na cavidade articular, portanto, ainda não são tão graves e o reposicionamento manual geralmente é possível sem uma fase de preparação. Em caso de dúvida, o exame ultrassonográfico dinâmico (exame de estresse) sob tensão, leve abdução e rotação interna podem ser usados para avaliar facilmente se a redução manual primária é possível (▶ Fig. 11.2).

Dependendo do tipo de quadril, a porção do teto acetabular de cartilagem hialina que é pressionado mais ou menos caudalmente pode, às vezes, bloquear a entrada da cabeça femoral no fundo do acetábulo. Nesses casos, a centralização da cabeça femoral no fundo do acetábulo é um processo dinâmico em que a cabeça femoral remodela cuidadosamente a cartilagem hialina pré-formada na parte do teto acetabular empurrando caudalmente por micromovimentos sem destruir a zona de crescimento na borda osteocondral do acetábulo.

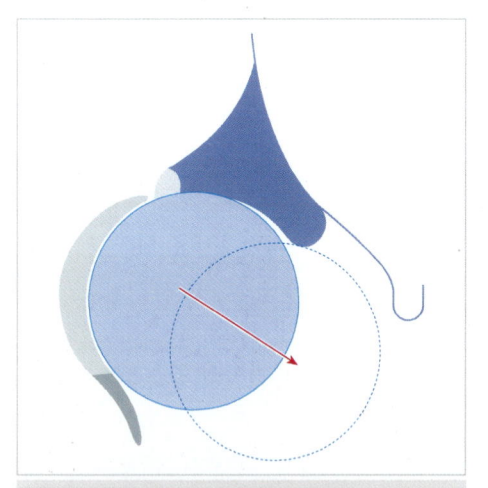

**Fig. 11.1 Fase de reposicionamento.** O objetivo desta fase de tratamento é colocar a cabeça femoral pelo menos à frente da entrada estreitada do acetábulo ou, se possível, colocá-la imediatamente no fundo do acetábulo.

## 11.4 Fases do Tratamento

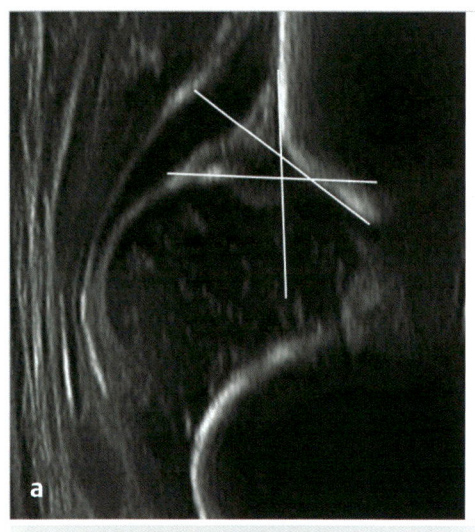

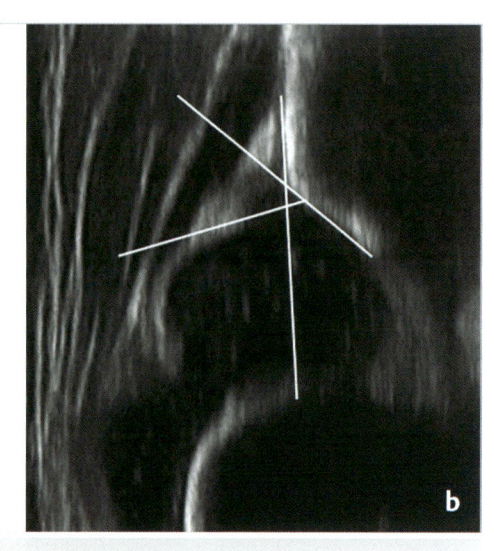

**Fig. 11.2 Fase de reposicionamento.**
**a** Exemplo de um teste de estresse ("dinâmico") para testar se o reposicionamento é possível. A forma óssea é extremamente pobre, a área da borda vai de arredondada a plana, o teto cartilaginoso é deslocado. O ângulo α é de 48°, o ângulo β é de 103°. Este é um quadril Tipo D.
**b** A mesma articulação do quadril que em **a**, agora sob tensão para simular redução. Com o mesmo ângulo α, o ângulo β torna-se significativamente menor. A articulação do quadril também parece estar centralizada visualmente. O ângulo α é de 48°, o ângulo β é de 75°. Tipo metrológico do quadril sob estresse (tensão): Tipo IIc.

Quanto mais tempo a descentralização persistir, mais grave será a deformação das partes cartilaginosas do teto acetabular e mais difícil e demorado será para retornar ao estado normal adequado à idade.

A cabeça femoral não deve ser forçada no fundo do acetábulo. A pressão excessiva sobre a cabeça femoral resultaria em necrose da cabeça em decorrência de compressão dos sinusoides, mas também comprimiria o teto acetabular cartilaginoso que foi empurrado caudalmente. Por essa razão, manobras de reposicionamento forçado devem ser evitadas, assim como abdução de mais de 50°-60°, o que resultaria em aumento da pressão axial. Nesses casos, a centralização da cabeça femoral no fundo acetábulo é um processo dinâmico em que a cabeça femoral remodela cuidadosamente a porção do teto acetabular cartilaginoso hialino e é pressionada caudalmente por meio de movimentos mínimos.

**Notas**

Do ponto de vista médico-biomecânico, a ultrassonografia do quadril deve ser realizada o mais precocemente possível.

### 11.4.3 Fase de Retenção

Se a cabeça femoral for colocada no acetábulo ou for pelo menos centralizada em frente à entrada do acetábulo, é importante que essa posição seja mantida durante a fase de retenção. A cabeça femoral tende a deslocar novamente para a cavidade secundária (▶ Fig. 11.3). A articulação é instável.

O princípio do tratamento deve ser manter a cabeça femoral firmemente no encaixe primário. Sob nenhuma hipótese ela deve deslocar novamente, pois, caso contrário, a reorganização do teto acetabular de cartilagem hialina não é possível em razão da pressão e das forças de cisalhamento que atuam sobre ele. Forças de pressão de cisalhamento que atuam na direção cranial devem, portanto, ser estritamente evitadas [58]. Elas levariam a um redeslocamento com todas as consequências.

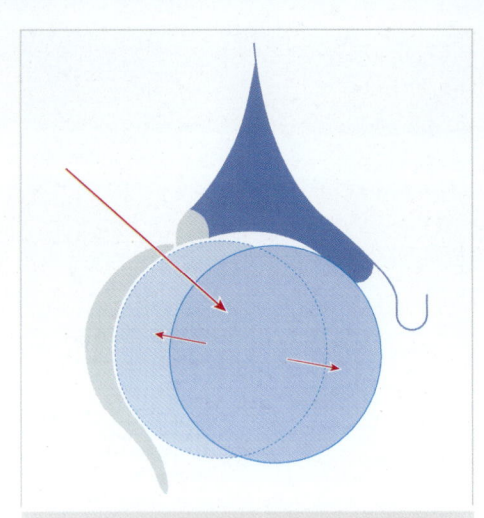

**Fig. 11.3 Fase de retenção.** A cabeça femoral é instável. Embora possa ser reposicionada, tende a deslocar novamente para a cavidade secundária. O teto acetabular cartilaginoso ainda se deforma, a cápsula articular se expande. O ajuste necessário da profundidade da cabeça é indicado com a seta longa.

## Ajuste da Profundidade da Cabeça

Nesta fase, a cabeça femoral deve ser colocada no acetábulo em uma posição que alivie a carga no teto acetabular. Isso pode ser alcançado ajustando-se a profundidade da cabeça na posição sentada-agachada. Isso significa uma fixação da articulação em flexão de 100°-110°. A cabeça femoral é estabilizada no acetábulo por abdução até 45°-50°, máximo de 60°.

Com o aumento da abdução, a cabeça femoral é pressionada no acetábulo com força crescente na direção axial. Isso aumenta a estabilidade da cabeça femoral, mas também aumenta a pressão direta, comprimindo os sinusoides e provocando necrose da cabeça.

## Descanso e Tempo Relativos

Uma retenção estável com descanso relativo no sistema da cabeça femoral-acetábulo é necessária. O gesso também tem a vantagem inestimável de que não pode ser manipulado pelos pais como um dispositivo improvisado ajustável ou removível. É compreensível que apenas nesta fase delicada de retenção um constante deslizamento da cabeça para frente e para trás do recesso primário para o secundário não permita um processo de remodelação ou encolhimento da cápsula articular [98].

> **Notas** (N!)
> A experiência mostrou que a fase de contenção dura de 2 a 4 semanas, dependendo da deformidade do teto acetabular e da idade do paciente e, às vezes, mais tempo em crianças mais velhas.

As articulações do quadril que requerem retenção segura são articulações inerentemente instáveis. Utilizando a tipologia ultrassonográfica, estas são as articulações anteriormente descentralizadas Tipo D, Tipo IIIa, Tipo IIIb e Tipo IV que foram reduzidas e agora estão entrando na fase de retenção, ou articulações Tipo IIc instáveis.

O tratamento nesta fase deve ser realizado com órtese de retenção em posição sentada-agachada com ajuste da profundidade da cabeça e estabilização segura. No entanto, para uma retenção segura no pior caso (colaboração dos pais!), recomenda-se um gesso de agachamento-sentado. Este chamado molde de Fettweis foi modificado para que as articulações da perna e do joelho não precisem ser fixadas também (▶ Fig. 11.4a). Como resultado, além da articulação do quadril, todas as outras articulações podem-se mover livremente. O acolchoamento do gesso também permite micromovimentos para nutrir a cartilagem da articulação do quadril.

Infelizmente, o gesso ainda tem uma imagem ruim, o que é completamente errado: deve-se enfatizar que não é o gesso em si que danifica a articulação do quadril, mas a posição incorreta (Lorenz) no gesso (▶ Fig. 11.4b) [98].

> **Aviso** ⚠
> Uma abdução de 90° deve ser estritamente evitada com qualquer tratamento!

A posição correta e incorreta da cabeça femoral pode ser vista de forma impressionante na ▶ Fig. 3.40.

A vantagem do gesso aplicado corretamente é que forças patológicas causadas por movimentos excessivos, que são possíveis com órteses de retenção, podem ser amplamente descartadas.

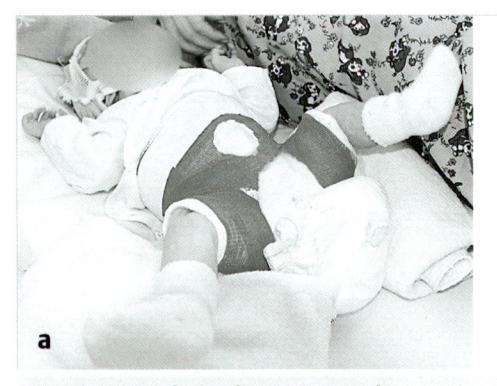

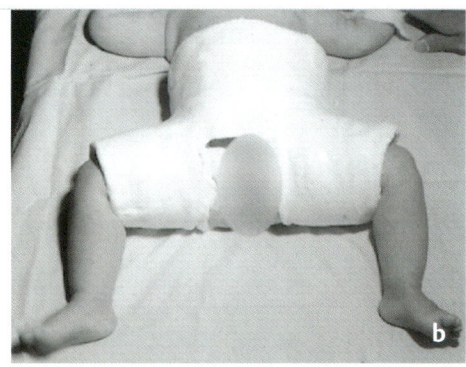

**Fig. 11.4 Gesso de agachamento sentado.**
a Molde Fettweis modificado.
b Gesso de Lorenz não mais usado hoje com abdução excessiva e sem flexão (foto de 1971).

## 11.4.4 Fase de Maturação

Do ponto de vista anatomopatológico, a cabeça femoral está agora profundamente inserida no acetábulo, o teto acetabular cartilaginoso hialino recuperou sua forma original e repousa congruentemente sobre a cabeça femoral. A cápsula articular está ajustada, a articulação do quadril está estável, mas o teto acetabular ainda não está suficientemente ossificado (▶ Fig. 11.5).

A pressão e as forças de cisalhamento no teto acetabular cartilaginoso em direção cranial provocariam nova deformação do teto acetabular e, portanto, reluxação. Portanto, outras medidas para aliviar o teto acetabular devem ser realizadas na posição sentado-agachada [20, 21]. Movimentos de chute na posição de sentado-agachado são permitidos.

### Conselhos Práticos

A criança deve ser tratada com uma órtese de maturação até que uma articulação do quadril adequada à idade seja alcançada.

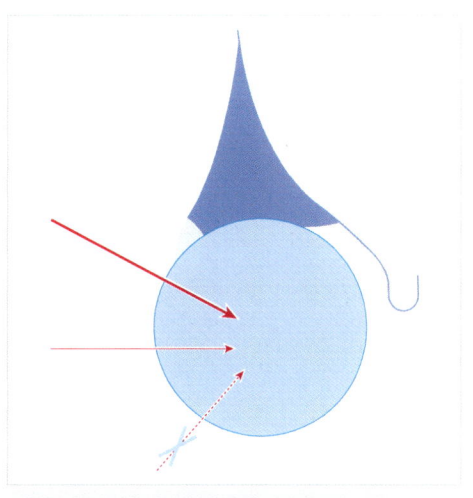

**Fig. 11.5 Fase de maturação.** A pressão na área do teto acetabular deve ser evitada, o ajuste da profundidade da cabeça deve continuar a ser aplicado. Movimentos na articulação com exceção de extensões são permitidos.

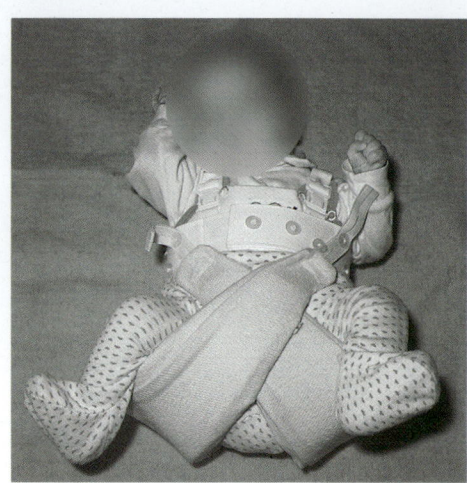

**Fig. 11.7 Órtese abdutora superior como órtese de maturação.** Rédeas cruzadas para ajuste na posição de agachamento forçado.

A maturação requer articulações do quadril estáveis, mas ainda não totalmente maduras, ou seja, ainda não ultrassonograficamente Tipo I. Estas são articulações do quadril do Tipo IIc – estável, Tipo IIb e Tipo IIa(–). Existem inúmeras órteses de maturação que permitem flexão com abdução moderada e movimentos simultâneos de chute (Superior, Pavlik, Tübinger etc.). É importante manter a posição sentada-agachada (▶ Fig. 11.6 e ▶ Fig. 11.7). Uma visão geral dos agentes terapêuticos apropriados para cada tipo de quadril pode ser encontrada na ▶ Tab. 11.1. A ▶ Fig. 11.8 mostra o curso de tratamento de modo exemplar.

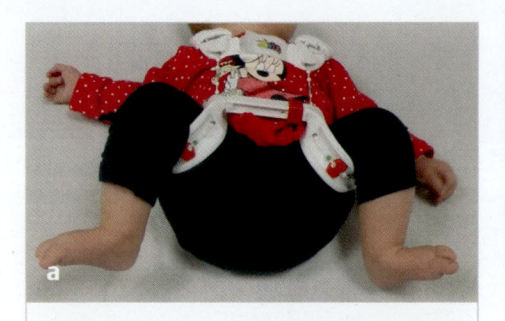

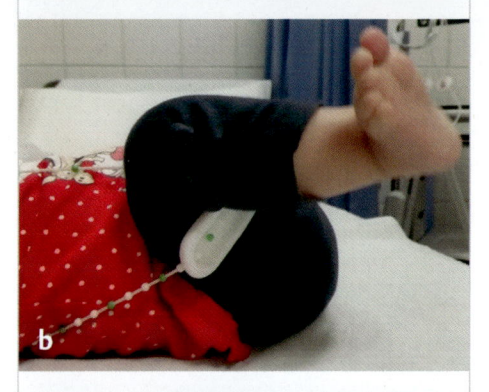

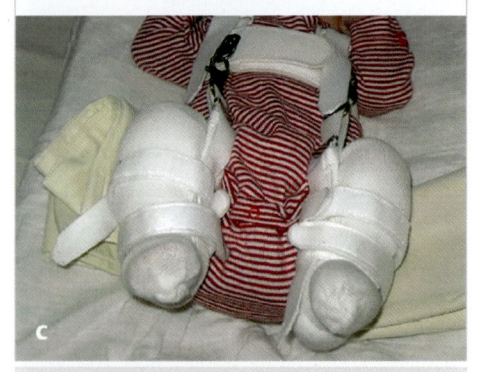

**Fig. 11.6 Posição sentada-agachada com várias órteses de maturação.**
a Tala de flexão do quadril de Tübinger em "posição sentada-agachada".
b Tala de flexão do quadril de Tübinger em "posição sentada-agachada", vista lateral.
c Suspensório de Pavlik na posição correta.

## 11.4 Fases do Tratamento

**Na triagem de recém-nascidos tipo IV esquerda,
Criação de uma extensão aérea**

▼

**Tipo III (a)**

▼

1 semana de idade
Após 3 dias de tração ao zênite
Tipo III, seguido de
reposição manual

▼

**Tipo IIc-estável**

▼

Após reposição e 3 semanas de
retenção com molde de Fettweis:
Tipo IIc-estável.
Colocando calças expansoras
superiores

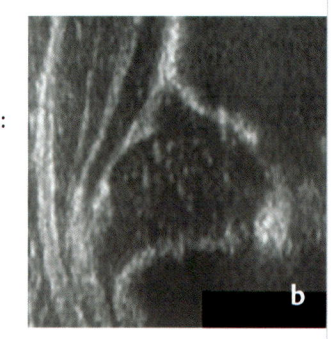

▼

**Tipo IIa(-) (b)**

▼

8 Semanas de idade
4 semanas de órteses abdutoras
superiores (rédeas cruzadas)

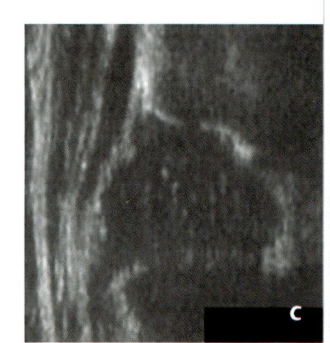

▼

**Tipo Ib (c)**

▼

15 semanas de idade: Tipo Ib

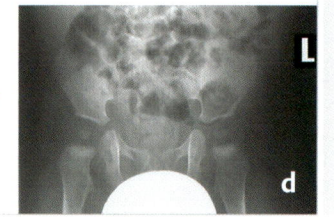

▼

Fim do tratamento

Condição após luxação do quadril
à esquerda:
10 meses depois o tratamento.

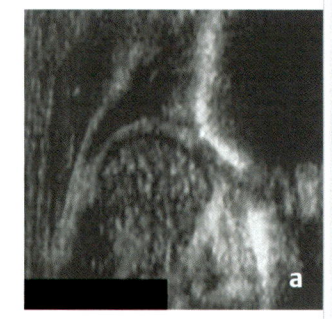

**Fig. 11.8** Demonstração de um curso de tratamento de acordo com o esquema de terapia mostrado.

**Tab. 11.1** Visão geral do conceito de tratamento com as fases de tratamento e os possíveis agentes de tratamento.

| Fase | Tipo de quadril | Tratamento | Alternativa | Observação |
|---|---|---|---|---|
| **Preparação** | Tipo III, Tipo IV | Tração ao zênite | – | – |
| **Reposicionamento** (Articulações descentralizadas) | Tipo III, Tipo IV<br>Tipo D | Manual | Órtese de reposição: Pavlik | Adesão dos pais? Possibilidades de controle? |
| **Retenção** (Articulações anteriormente descentralizadas, reposicionadas, instáveis) | Todas as articulações reposicionadas<br>Tipo IIc – instável | Gesso de agachamento sentado (cerca de 4 semanas) | Pavlik na posição de retenção | |
| **Maturação** (Estável, com ossificação atrasada) | Todas as articulações impactadas<br>Tipo IIc – estável<br>Tipo IIa(–)<br>Tipo IIb | Órteses de maturação: superior, Pavlik, Tübinger, coxa *flex* | – | Órteses de maturação com abdução superior a 60° são obsoletas! |

## 11.5 Desvio do Plano de Terapia Neonatal

Ao realizar a triagem neonatal do quadril, as articulações do Tipo D e do Tipo III geralmente ainda estão no plano padrão. A proporção dessas articulações na triagem neonatal é de até 77% de todas as articulações do quadril que requeiram terapia [89]. Além disso, está disponível para tratamento toda a fase exponencial da curva de maturação do quadril [101] quando a descentralização do mesmo é diagnosticada pela primeira vez em recém-nascidos. Devido a essa combinação de uma situação inicial mais favorável e grande potencial de correção, as recomendações terapêuticas para recém-nascidos se afastam cada vez mais daquelas para bebês mais velhos.

No diagnóstico mais precoce, as articulações descentralizadas do quadril muitas vezes podem ser reposicionadas com sucesso e mantidas em órteses de flexão do quadril de fácil manuseio aprovadas para tratamento da maturação [90].

Um pré-requisito para isso é uma boa compreensão das etapas de tratamento necessárias por parte dos pais para garantir o alto nível de adesão à terapia que é absolutamente necessário. As órteses flexoras do quadril só podem ser removidas brevemente para troca de fraldas e medidas de higiene durante toda a duração da terapia. O tempo de uso-alvo é de pelo menos 23 horas por dia.

Além disso, este tipo de terapia requer uma verificação por ultrassonografia inicial após uma semana ou, mais tarde, após 14 dias. Se os resultados não melhorarem ou até piorarem, o procedimento terapêutico já deve ser alterado neste momento em relação à curva de maturação do quadril para redução fechada e retenção da articulação com gesso de agachamento (▶ Tab. 11.2). A piora do resultado pode ser reconhecida pelo fato de que a cabeça femoral não pode mais ser exibida no plano padrão e a articulação não foi recentralizada. Um exemplo de verificação da recentralização no acompanhamento é mostrado na ▶ Fig. 11.9.

## 11.5 Terapia Neonatal

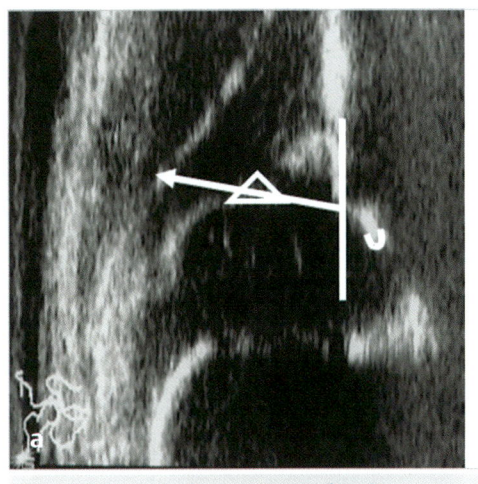

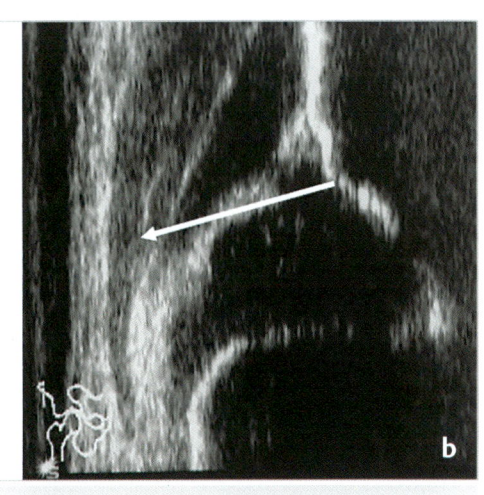

**Fig. 11.9 Exemplo de uma recentralização.**
a Diagnóstico inicial de articulação do quadril descentralizada com teto acetabular cartilaginoso deslocado cranialmente (seta) com representabilidade ainda preservada no plano padrão com imagem da borda inferior (arco), plano (linha) e lábio (triângulo) com 4 semanas de vida.
b Reposicionamento da articulação do quadril anteriormente descentralizada em 9 dias na tala de flexão do quadril de Tübinger com a linha do teto da cartilagem agora apontando "para baixo" (seta).

**Tab. 11.2** Recomendações terapêuticas para o diagnóstico inicial de distúrbio de maturação do quadril na idade neonatal.

| Fase | Tipo de quadril | Terapia | Alternativa |
|---|---|---|---|
| Reposicionamento | • Tipo IV<br>• Tipo III sem representabilidade no plano padrão | Reposição manual fechada | Suspensório de Pavlik; Tentativa de terapia usando a órtese de flexão do quadril de Tübingen por, no máximo, 2 semanas |
|  | • Tipo III com representabilidade no plano padrão<br>• Tipo D | Órtese de flexão do quadril de Tübinger, se nenhuma redução for feita dentro de 14 dias, redução manual fechada | Suspensório de Pavlik |
| Retenção | • Tipo IV manualmente reposicionado<br>• Tipo III manualmente reposicionado | Gesso pélvico-maleolar | Suspensório de Pavlik |
|  | • Tipo III, Tipo D, Tipo IIc – instável, reposicionado na tala de flexão do quadril de Tübinger | Órtese de flexão do quadril de Tübinger | Gesso pélvico-maleolar, suspensório de Pavlik |
| Maturação | • Todas as articulações impactadas<br>• Tipo IIc – estável, Tipo IIb, Tipo IIa– | Órtese de maturação (continuando com órtese de flexão do quadril de Tübinger, por exemplo) | Suspensório de Pavlik |

Vários grupos de trabalho [4, 53, 66, 76, 103] também foram capazes de mostrar que essa opção de terapia também pode funcionar em articulações do Tipo IV e em bebês mais velhos. Assim, a diretriz S 2k "Displasia do quadril", cuja data de publicação ainda não era certa no momento da impressão, recomenda que os pais com o diagnóstico inicial de descentralização do quadril que ainda consigam visualizar a articulação do quadril no padrão plano sem evidência de sinais clínicos de instabilidade (quadril Tipo D, possivelmente quadril Tipo III) até a conclusão da 6ª semana de vida, além da possibilidade de aplicação de gesso pélvico ou suspensório de Pavlik, deve-se oferecer uma tentativa de terapia com tala de flexão do quadril – embora sempre seja *off-label*.

No caso de um diagnóstico inicial de descentralização do quadril sem a possibilidade de representar a articulação do quadril no plano padrão (quadril Tipo IV, possivelmente Tipo III), bem como no caso de articulações com instabilidade clinicamente demonstrável que ainda podem ser visualizadas no plano padrão por ultrassonografia, o médico pode, antes do final da 6ª semana de vida, sendo explicado aos pais, oferecer o uso *off-label* de uma tentativa de terapia com órtese de flexão do quadril.

A ▶ Fig. 11.10 mostra o curso clássico de uma luxação bilateral do quadril diagnosticada na primeira semana de vida ao tentar reposicionamento e retenção usando uma órtese de flexão do quadril de Tübinger.

## 11.6 Falha na Terapia

O fato de que, apesar de todos os esforços, maus resultados do tratamento podem ocorrer é baseado, como as análises de erros mostraram, principalmente, nas três áreas problemáticas a seguir.

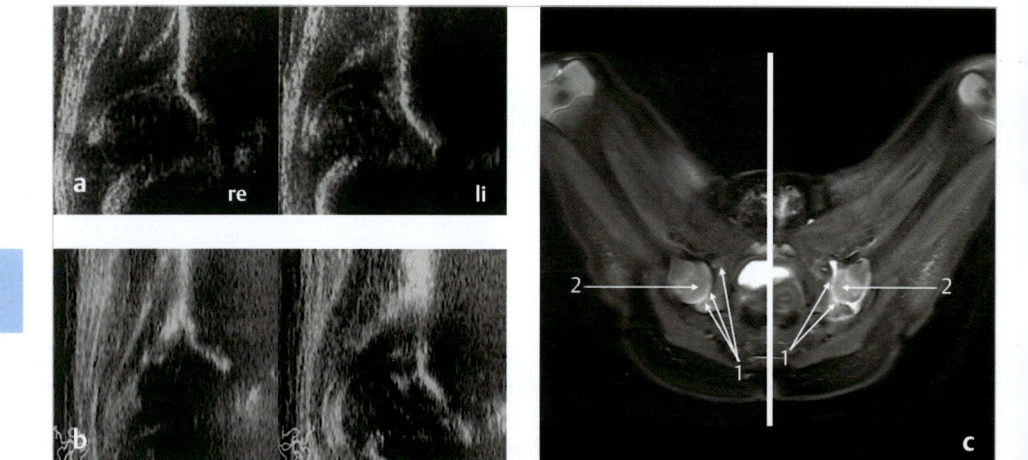

**Fig. 11.10** Reposição e retenção usando a tala de flexão do quadril de Tübinger na luxação bilateral do quadril.
es = esquerda
di = direita
**a** Resultado da ultrassonografia do quadril de uma criança com 2 dias de vida. À direita, Tipo III com representabilidade preservada no plano padrão, à esquerda, Tipo IV.
**b** Resultado da ultrassonografia do quadril após 2 semanas de tentativa de terapia na tala de flexão do quadril de Tübinger. À direita, Tipo IIa com defeito da borda, à esquerda, Tipo IV persistente.
**c** Controle de posição da ressonância magnética após reposicionamento fechado sob anestesia e aplicação de gesso sentado-agachado. Quadris reposicionados em ambos os lados, o encaixe da esquerda é (ainda) muito pequeno para a cabeça femoral em contraste com a direita.
1 = Acetábulo
2 = Cabeça femoral

## 11.6.1 Diagnóstico Tardio com Consecutivo Início Tardio da Terapia

A articulação do quadril amadurece muito bem nas primeiras 4 a 6 semanas. A potência de crescimento no final do terceiro mês de vida assume um curso claramente semelhante a um platô. Quanto mais cedo for feito o diagnóstico, mais cedo a terapia pode começar e o potencial de maturação pode ser usado – de preferência o mais cedo possível, também por questões organizacionais, logo após o nascimento! A janela de tempo para diagnóstico e início da terapia termina na quinta semana de vida, o mais tardar [58].

### Notas
Lema do diagnóstico da articulação do quadril e terapia:
- "Don't waste time." (Não perca tempo)
- "To screen or not to screen is not the question – it's politics!" (Rastrear ou não rastrear não é a questão – é política!)

## 11.6.2 Escolha Inadequada do Agente Terapêutico para Fase

Um grande problema é que foi escolhido um agente terapêutico que simplesmente pode não funcionar na respectiva situação anatomopatológica, ou seja, de acordo com o respectivo tipo ultrassonográfico, em razão de seu princípio mecânico de ação. Assim, uma órtese abdutora é um típico auxiliar de pós-maturação que, por conta de seu desenho biomecânico, não consegue realizar uma reposição e/ou não consegue manter um resultado de reposição.

O conceito de tratamento com reposição, retenção e maturação, bem como os agentes de tratamento recomendados, é amplamente seguro, mesmo no pior caso. A exceção só pode se aplicar a recém-nascidos.

## 11.6.3 Falta de Adesão dos Pais

Sem dúvida, uma articulação do quadril que requer terapia representa um fardo psicológico que não deve ser subestimado para os pais da criança.

A terapia que parece mais confortável para os pais nem sempre é a mais eficaz para a articulação do quadril. A fase de retenção é, biomecanicamente, a mais delicada: qualquer agente terapêutico que comprometa a retenção segura, ou seja, que possa ser removido, ajustado ou manipulado de qualquer outra forma pelos pais, representa um grande risco.

No caso de adesão parental duvidosa (*Doctor-Hopping*, obter informações da internet) recomenda-se a fixação do gesso na posição sentado-agachado. Se forem usados dispositivos de terapia removíveis, como o suspensório de Pavlik, deve-se garantir que a pessoa que o trata não apenas os adapte ao tamanho da criança, mas também os ajustes de acordo com a fase do tratamento.

Ele ou ela também deve garantir que os familiares não retirem a órtese por "pena" e, possivelmente, não a coloquem novamente ou a coloquem na posição errada ▶ Fig. 11.11.

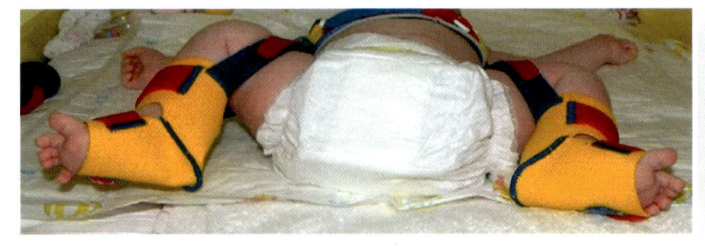

**Fig. 11.11 Assumindo a posição de Lorenz com 90° de flexão do quadril e 90° de abdução no suspensório de Pavlik.** No entanto, uma abdução de 90° deve ser evitada para evitar necrose da cabeça femoral!

## 11.7 Intervalos de Controle

Dependendo do potencial de crescimento da articulação do quadril, o intervalo de controle ultrassonográfico para articulações do quadril que requerem tratamento com menos de 3 meses deve ser definido em 4-6 semanas. A maturação do quadril diminui significativamente em bebês com mais de 3 meses, portanto, um intervalo de controle de 8 a 10 semanas é recomendado.

## 11.8 Resumo

### Conclusão

- **Regras:**
  - Trate, imediatamente, de acordo com o estágio, não "experimente" com várias alternativas.
  - Cada tipo ultrassonográfico pode ser atribuído a uma das três etapas do tratamento.
  - Em cada fase do tratamento, uma determinada órtese é biomecanicamente eficaz.
  - A fase de tratamento mais delicada é a fase de retenção: é necessária uma centralização estável e segura da cabeça femoral. Todos os auxílios que podem ser ajustados ou removidos pelos pais (adesão ao tratamento!) representam um risco.
- **Exceções:** Possível para recém-nascidos.

# 12 Catálogo de Formação

O catálogo de treinamento destina-se a fornecer assistência aos treinadores. Pretende-se possibilitar uma estrutura de formação sistematizada e o processamento dos conteúdos de ensino. Além disso, dicas e truques devem apontar os erros mais comuns e como evitá-los.

## 12.1 Os Pilares da Ultrassonografia do Quadril

Os fundamentos da ultrassonografia do quadril são mostrados na ▶ Tab. 12.1.

**Tab. 12.1** Fundamentos da ultrassonografia do quadril.

| Conteúdos de formação | Comentários, dicas e truques |
|---|---|
| **Ordem do foco** | *Checklist* I sempre antes do *checklist* II! |
| **Identificação anatômica** (*Checklist* I) | Importante: sempre comece pela identificação anatômica e só depois faça o teste de usabilidade – nunca o contrário! Uma articulação descentralizada poderia, de outra forma, passar despercebida, uma vez que com articulações descentralizadas a borda inferior do ílio às vezes pode estar ausente.<br>A cabeça femoral nem sempre está no plano padrão |
| **Teste de usabilidade** (*Checklist* II) inclusive verificação de erro de inclinação | • Borda inferior<br>• Plano<br>• Lábio |
| **Técnica de varredura** | Uma boa técnica de escaneamento reduz o tempo de exame. Isso também melhora indiretamente a qualidade da imagem, facilita a identificação e possibilita um teste de usabilidade em primeiro lugar |

## 12.2 Identificação Anatômica

Os marcos anatômicos estão resumidos na ▶ Tab. 12.2.

**Tab. 12.2** Identificação anatômica. Observação: Comece sempre pela borda osteocondral para identificação anatômica.

| Referências anatômicas | Comentários, dicas e truques |
|---|---|
| Borda osteocondral | • Mencione as 3 estruturas típicas (arqueada, intermitente-paliçada e angulada) |
| Cabeça femoral | • A cabeça não é redonda, explicar os sinusoides e seu significado (zona anelar, zona central)<br>• Núcleo da cabeça femoral: descentralizado, não redondo, visível 4 a 8 semanas antes na ultrassonografia do que na radiografia, fenômeno da meia-lua<br>• Explicar problemas com um núcleo de cabeça femoral grande (limitação do método, não é possível dimensionar) |
| Prega sinovial | • Fácil de confundir com o lábio<br>• Exibição como "ponto de eco" ou 2 ecos paralelos |
| Cápsula articular | • O eco corresponde à cápsula e não à superfície da cabeça femoral |
| Lábio | • Quatro definições de lábio para localizar o lábio em qualquer caso, mesmo que seja mal observado<br>• Não confundir com o ligamento isquiofemoral |
| Sequência padrão:<br>• Lábio<br>• Cartilagem<br>• Osso | • Sequência padrão para identificação confiável do teto cartilaginoso (muitas vezes "esquecido" ou mal identificado)<br>• Ossos: "Siga" o ílio de "cima" para "baixo" até a borda inferior do ílio, então determine o ponto de virada (ver a seguir) |
| Ponto de virada | • Definição: concavidade – convexidade = borda óssea<br>• No entanto, procure sempre o ponto de transição de "baixo" para "cima" (pode ser identificado precisamente lateral à interrupção do som)<br>• Localização do "canto" na curva: exemplo de uma curva sinusoidal com o ponto de virada das curvas ("concavidade para convexidade") |

Lig. = Ligamento

### Conselhos Práticos

***Checklist I***
• Todos os pontos de identificação anatômica devem ser claramente visíveis na ultrassonografia. Se algum ponto estiver faltando, a ultrassonografia não deve ser aceita.

## 12.3 Testes de Usabilidade

O teste de usabilidade descrito na ▶ Tab. 12.3.

**Tab. 12.3** Testes de usabilidade.

| Referências anatômicas | Conteúdo do treinamento |
|---|---|
| Borda inferior do ílio | A borda inferior do ílio é o centro ultrassonográfico do acetábulo. É o eixo de rotação do plano. A borda inferior é, portanto, o ponto de referência mais importante do plano padrão e tem prioridade sobre o plano de corte através do teto da cavidade e do lábio.<br>Se a borda inferior não estiver visível, a ultrassonografia do quadril está morta! Exceção: No caso de articulações descentralizadas, a borda inferior do ílio pode estar ausente, pois a cabeça femoral desloca-se dorsocranialmente e pode sair do plano padrão. |
| Plano (anterior, médio, posterior) | Os ecos dos cortes devem ser desenhados. A explicação de porque o teto acetabular ósseo dorsal é mais bem desenvolvido que o médio e o anterior baseia-se no desenvolvimento filogenético. Apenas o corte do meio pode ser usado. Exceção: para articulações descentralizadas.<br>Com a direção dorsocraniana da luxação, a secção dorsal também é possível:<br>• Avaliação e tipificação são possíveis.<br>• Medição não é possível porque não está no plano padrão. |
| Labrum | A representação de cortes chanfrados, tipo folha de porta, devem ser evitados.<br>Se o *labrum* for escaneado muito obliquamente, as condições de reflexo são tão ruins que não fica visível. |

### Conselhos Práticos

*Checklist* II
Testes de usabilidade:
- Três pontos definem um plano no espaço. A sequência corresponde à prioridade: Borda inferior – Plano – Lábio. Doutrina: sempre faça primeiro a identificação anatômica, depois o teste de usabilidade incluindo a verificação de erros de inclinação, nunca o contrário!
- Se a identificação anatômica for realizada primeiro, a identificação mostrará que a articulação está descentralizada. Isso coloca o teste de usabilidade em perspectiva e explica a ausência da borda inferior do ílio.
- Se o teste de usabilidade for iniciado, um quadril descentralizado pode ser ignorado se a borda inferior do ílio estiver ausente!

### Conclusão

**Identificação anatômica e testes de usabilidade**
- Pontos de referência:
  - Borda osteocondral
  - Cabeça femoral
  - Prega sinovial
  - Cápsula articular
  - Lábio – Cartilagem – Osso
  - Concavidade – Convexidade com ponto de virada
  - Borda inferior
  - Plano
  - Lábio
- Não use uma ultrassonografia se um desses pontos não for identificável. Exceção: articulação descentralizada.

## 12.4 Classificação de Tipo

Para uma diferenciação entre os tipos de articulação do quadril, veja ▶ Tab. 12.4.

**Tab. 12.4** Descrição dos tipos de articulação do quadril do Tipo I ao Tipo IV. Eles podem ser demonstrados em ultrassonografias, mas os desenhos são ainda melhores.

| Tipo | Descrição |
|---|---|
| I | • Articulação madura, que se espera no final da 12ª semana de vida<br>• "Maduro" melhor do que "saudável" (Saudável também é um Tipo IIa [+] quadril.)<br>• A diferença entre o Tipo Ia e o Tipo Ib só pode ser explicada em relação aos ângulos da cartilagem e do osso (p. 125). |
| II | • Atraso de Ossificação: cobertura geral correta, proporções de cobertura deslocadas em favor da cartilagem acetabular |
| III e IV | • Tipo III: articulações descentralizadas; Cartilagem principalmente empurrada cranialmente, apenas uma porção menor empurrada para baixo<br>• Tipo IV: toda a cartilagem do acetábulo empurrada caudalmente em direção ao acetábulo; sem cartilagem acetabular visível acima da cabeça femoral<br>• diferenciação ultrassonográfica do Tipo III e Tipo IV: Diferenciação do Tipo III e Tipo IV na ultrassonografia com base no trajeto do pericôndrio e não com base na posição do lábio<br>• Subluxação: Termo clínico ("um pouco deslocado"; chamar o Tipo III de "subluxação" é incorreto.) |

## 12.5 Padrão de Relatório

Informações que pertencem a uma descoberta por padrão são mostradas na ▶Tab. 12.5 de forma resumida.

**Tab. 12.5** Encontrando o padrão.

| Padrão | Conteúdo do treinamento |
|---|---|
| Padrão ultrassonográfico | • Idade<br>• Descrição<br>• Ângulo α/β com especificação de tipo final (tecnologia de medição ▶ Tab. 12.7)<br>• Consequência terapêutica |
| Padrão | • Identificação do paciente, designação da página<br>• 2 sonogramas no plano padrão em dois tempos, um com linhas de medição, um sem linhas de medição<br>• Taxa de ampliação de pelo menos 1,7:1 para impressões em papel |

## 12.6 Descrição

A descrição permite uma orientação grosseira e requer uma identificação anatômica correta para estimar as proporções da cobertura (▶ Tab. 12.6). A validação final é fornecida pela técnica de medição. Se houver discrepância entre a descrição e a técnica de medição, a descrição (identificação anatômica correta?) e as linhas de medição devem ser verificadas. Os resultados devem ser congruentes!

Tab. 12.6 Descrição.

| Terminologia | Conteúdo do treinamento |
|---|---|
| Desenvolvimento do esquema de descobertas e os termos para o acetábulo ósseo, área de borda (forma de borda) e cobertura cartilaginosa | Ao determinar o ponto de virada de "mais da metade" para "menos da metade" e a avaliação do nível do lábio em relação a borda óssea, os Tipos I, II e III podem ser aproximadamente diferenciados. Este exemplo pode ser usado para explicar porque todos os sistemas de medição baseados neste sistema são apenas métodos de estimativa: Para a "metade" você precisa do centro da cabeça femoral, mas isso não pode ser determinado de forma reprodutível porque a cabeça femoral não é redonda. Portanto, todos os métodos de medição que trabalham com o centro da cabeça são apenas métodos de estimativa. |
| Pós-ossificação | A pós-ossificação pode ser explicada com base na descrição, formando uma área de borda angular em vez de uma redonda para articulações Tipo II. Também se deve explicar como pode haver uma possível discrepância com a radiografia (diferença de tempo!) |

## 12.7 Técnica de Medição

▶ Tab. 12.7 mostra como criar as linhas de medição.

**Tab. 12.7** Criando e reconhecendo as linhas de medição.

| Linhas de medição | Conteúdo do treinamento |
|---|---|
| Linha do teto acetabular | • Ela corre tangencialmente (tocando!) ao acetábulo ósseo.<br>• "Tangente ao acetábulo ósseo" não significa que a linha passa automaticamente pelo ponto de transição.<br>• Na borda inferior do ílio, as estruturas que podem levar a interpretações errôneas devem ser explicadas:<br>  ○ Sinusoides na cartilagem trirradiada.<br>  ○ Tecido adiposo e ligamento da cabeça femoral na fóvea central. |
| Linha de base | • Isso vai do ponto superior do pericôndrio (ponto Z), tangencialmente (tocando-se), ao longo do ílio em uma direção distal.<br>• O ponto superior do pericôndrio é aquele ponto onde o pericôndrio proximal é fixado ao ílio. A maior parte do pericôndrio proximal consiste no tendão do reto, de modo que o ponto superior é, na verdade, a origem do tendão do reto. |
| Linha do teto cartilaginoso | • É desenhado a partir do ponto de virada (concavidade – convexidade = borda óssea) até o meio do lábio.<br>• "Meio do lábio" significa eco principal.<br>• O ponto de virada não é, automaticamente, a intersecção da linha de base e do teto acetabular. |

### Notas

- Sem exceção, apenas ultrassonografias no plano padrão podem ser medidas.
- Todas as três linhas se cruzam apenas em um ponto em um quadril clássico do Tipo I com borda angular. No entanto, isso é bastante raro, então, sempre tenha cuidado se todas as três linhas de medição se cruzarem em um ponto.

## 12.8 Sonômetro

Os ângulos da cartilagem e do osso são explicados na ▶ Tab. 12.8.

**Tab. 12.8** Ângulos ósseo e cartilaginoso.

| Terminologia | Conteúdo do treinamento |
|---|---|
| Explicação dos valores do ângulo α: | • ≥ 60° = Tipo I (60° é o valor mais baixo aceitável para articulações Tipo I)<br>• < 43° = articulações descentralizadas (a distinção é feita morfologicamente, não metrologicamente, se um Tipo III ou Tipo IV estiver presente)<br>• 43°–59° = intervalo do Tipo II |
| • Intervalo do Tipo II | • Desenvolver gradualmente:<br>  ○ Atraso de ossificação = Tipo II<br>  ○ Atraso extremo na ossificação, para que a articulação do quadril não se recupere espontaneamente e haja risco de descentralização, se não tratada = Tipo IIc (43°–49°); requer tratamento imediato<br>  ○ 50°–59° = Tipo IIa ou Tipo IIb<br>• Explicar a dependência da idade: quadril fisiologicamente imaturo (Tipo IIa +) e déficit de ossificação "real" (Tipo IIa–/Tipo IIb) |
| • Tipo IIa (+) e Tipo IIa (–) | • Explicação usando a linha do tempo desde o nascimento até o final da 12ª semana (não está alinhada com a curva de maturação, mas é "linear" para estar do lado seguro.) |
| Explicação dos valores do ângulo β: | • Cartilagem acetabular de formato diferente possível com articulações ósseas idênticas do Tipo I |
| • Tipo Ia e Tipo Ib | • No Tipo I com cartilagem acetabular longa sobreposta e ângulo β ≤ 55° = Tipo Ia<br>• Cartilagem do teto acetabular curta com β - Ângulo > 55° = Tipo Ib<br>• Tipo Ia e Tipo Ib: variações "saudáveis" (como cabelo loiro/cabelo preto)<br>• Tipo Ib mais comum e não pior que o Tipo Ia<br>• Possíveis consequências (hipótese):<br>  ○ Se a cartilagem for longa, o impacto pode ocorrer mais tardiamente<br>  ○ Se a cartilagem for curta, pode ocorrer sobrecarga precoce da borda com degeneração do lábio e fissuras |
| • Tipo IIc e D | • Explicação baseada no limite β de 77° |

**Notas**

O ângulo α determina o tipo, o ângulo β permite uma diferenciação fina. Exceção: se α estiver na faixa do Tipo IIc, o ângulo β decide se é do Tipo IIc ou do Tipo D.

## 12.9 Instabilidade e Chicote Elástico

A terminologia é definida na ▶ Tab. 12.9.

**Tab. 12.9** Definição dos termos "instabilidade" e "chicote elástico".

| Terminologia | Conteúdo do treinamento |
|---|---|
| **Instabilidade** | |
| Definição de terminologia | "Instabilidade" inclui todos os movimentos patológicos na articulação do quadril. |
| Tipo IIc – estável e tipo IIc – instável | • É necessário explicar como ocorre o quadril Tipo D.<br>• A classificação do "Tipo IId" está incorreta porque todas as articulações do Tipo II são centradas, mas o quadril do Tipo D é o primeiro estágio de um quadril descentralizado.<br>• Todas as articulações descentralizadas – Tipo D e pior – eles são ultrassonograficamente instáveis.<br>• Explicação da deterioração: assim que o ângulo α desliza para o Tipo IIc, as forças de cisalhamento na interface cartilagem-osso na placa de crescimento acetabular aumentam a tal ponto que o crescimento endocondral (ossificação da cartilagem acetabular) é suspenso (parada do crescimento) e é caracterizada pela perda da ossificação endocondral que pode resultar em um achatamento progressivo do teto acetabular até a luxação. |
| **Chicote elástico** | |
| Definição da terminologia | • Resumo de todos os movimentos inofensivos na articulação do quadril: o chicote elástico inclui o balanço para cima e para baixo do lábio ou da cartilagem acetabular hialina em razão da incongruência fisiológica da cabeça femoral durante a rotação da mesma ou de uma cápsula articular frouxa. |
| Transição de chicote elástico (inofensivo) para instabilidade (patológica) | • α ≥ 50°: existe um chicote elástico.<br>• α < 50°: a articulação do quadril desliza para a área do Tipo IIc; trata-se de uma instabilidade. |

**Notas**
- Todos os movimentos patológicos na articulação do quadril são resumidos sob o termo "instabilidade".
- "Chicote elástico" refere-se a movimentos fisiológicos inofensivos que não requerem tratamento.

## 12.10 Erro de Inclinação

Erro de inclinação (▶ Tab. 12.10) pode levar a erros de diagnóstico. Causas:
- Difração e refração com distorção de imagem com ondas sonoras incidindo obliquamente.
- Apagamento de marcos importantes.

**Tab. 12.10** Erro de inclinação.

| Erro de inclinação | Conteúdo do treinamento |
|---|---|
| Erro de inclinação ventrodorsal | Desenhar mudanças típicas ou sublinhar com sonografias |
| Erro de inclinação dorsoventral | |
| Erro de inclinação craniocaudal | |
| Erro de inclinação caudocranial | |

### Conselhos Práticos

Erros de inclinação só podem ser minimizados com tecnologia de exame adequada e equipamento (berço de posicionamento, guia do transdutor).

## 12.11 Técnica de Varredura

Os requisitos técnicos para o exame e o procedimento são mostrados na ▶ Tab. 12.11.

Tab. 12.11 Técnica de varredura (www.graf-hipsonography.com).

| Procedimento | Explicações e conteúdos de treinamento |
|---|---|
| **Requerimentos técnicos:**<br>• Mesa de exame, berço de posicionamento<br>• Guia do transdutor<br>• Transdutor linear com ≥ 5 MHz<br>• Arranjo de documentação | • A técnica de varredura nada tem a ver com experiência ou habilidade.<br>As etapas de varredura devem ser praticadas no modelo de simulação ("escola de condução").<br>• Um guia do transdutor é altamente recomendado, do contrário, erros de inclinação não serão controláveis. |
| **Preparação:**<br>• Orientação do acompanhante em palavras claras | • Ex: "Olá, Sr(a). M., coloque sua mão direita no ombro da criança..."<br>• Proporcionar uma atmosfera calma.<br>• Peça ao acompanhante que tire a fralda do seu bebê na frente da sala de exames. |
| • Posicionamento da criança e do transdutor | • Uma prateleira ou mesa de exame adicional deve estar disponível na sala de exame para quaisquer exames clínicos adicionais.<br>• Comece com a articulação do quadril direito. Após ligeira rotação interna da perna, proceda da seguinte forma:<br>  ○ Aplique o gel diretamente na pele, não no transdutor,<br>  ○ Observe a posição do dedo, não flexionar,<br>  ○ Dedo,<br>  ○ Transdutor (praticar a posição!),<br>  ○ Mão. |
| **Procedimento de exame:**<br>• para frente – para trás – para frente – para trás – movimentos cada vez menores – parar<br>• "Buscar a borda inferior" | • Deve-se focar apenas na borda inferior do ílio e não tentar ajustar o plano do corte primeiro.<br>• Se a imagem estiver congelada, você deve considerar cuidadosamente em qual direção o transdutor precisa ser girado. |
| • Girar novamente | • Ao girar novamente o plano de corte, você deve olhar para o transdutor, não para o monitor, para girar na direção certa. |
| • para frente – para trás – para frente – para trás – movimentos cada vez menores – parar<br>• "Buscar a borda inferior" | • A borda inferior foi perdida em decorrência da correção do plano de corte anteriormente, portanto, a borda inferior deve ser procurada novamente.<br>• Se necessário, repita o procedimento.<br>• Todas as outras partes importantes da imagem se ajustam a essa técnica. |

### Conselhos Práticos

- Nunca tente definir o plano de corte primeiro, mas sempre represente a borda inferior primeiramente.
- Quando a imagem estiver congelada (pare!), avaliar o plano de corte em repouso.
- Ao "girar novamente" sob controle visual olhando para o transdutor, gire-o na direção certa e exiba a borda inferior novamente.
- Certifique-se de que o examinador alterna entre olhar para o monitor e olhar para o transdutor.

# 13 Parte Prática

Este capítulo serve como apoio para a familiarização com a ultrassonografia do quadril e a abordagem sistemática do diagnóstico por meio de imagens. Destina-se a iniciantes e àqueles que desejam atualizar seus conhecimentos sobre diagnóstico ultrassonográfico do quadril infantil.

> **Notas**
>
> A resolução das questões pode ser encontrada em Parte 2 (P. 135) ou sob o seguinte QR Code.
>
> QR Code para as Soluções

## 13.1 Parte 1: Exercícios

### 13.1.1 Identificação de Estruturas Anatômicas

**Exercício 1**

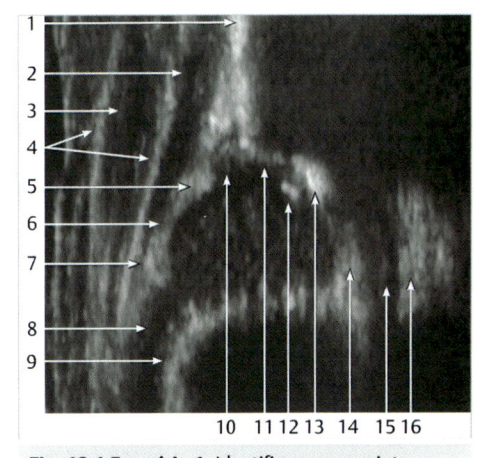

Fig. 13.1 Exercício 1. Identifique na seguinte ultrassonografia as estruturas anatômicas marcadas.

**Exercício 2**

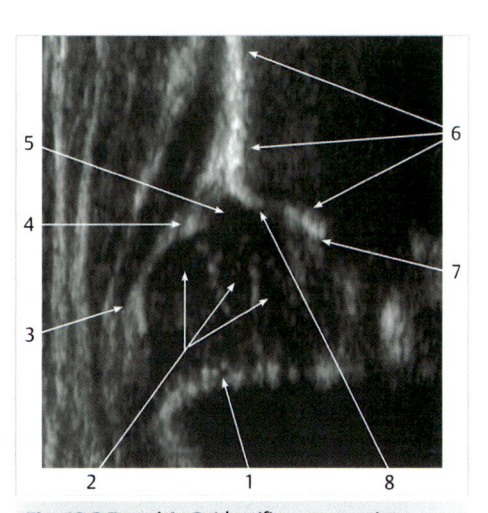

Fig. 13.2 Exercício 2. Identifique na seguinte ultrassonografia as estruturas anatômicas marcadas.

## Exercício 3

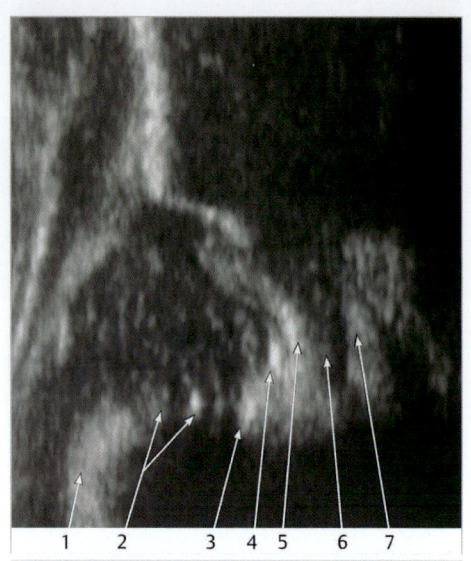

**Fig. 13.3 Exercício 3.** Identifique na seguinte ultrassonografia as estruturas anatômicas marcadas.

## Exercício 4

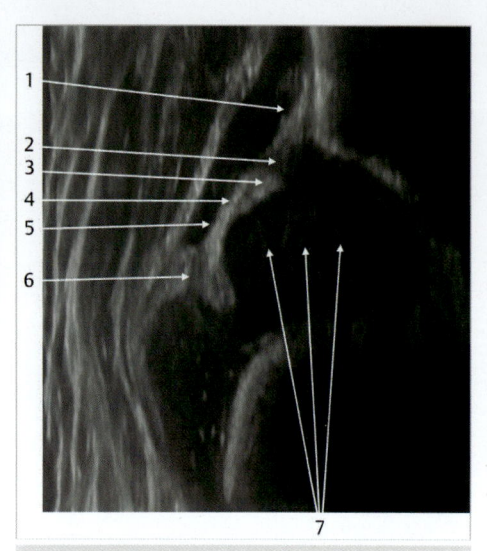

**Fig. 13.4 Exercício 4.** Identifique na seguinte ultrassonografia as estruturas anatômicas marcadas.

## Exercício 5

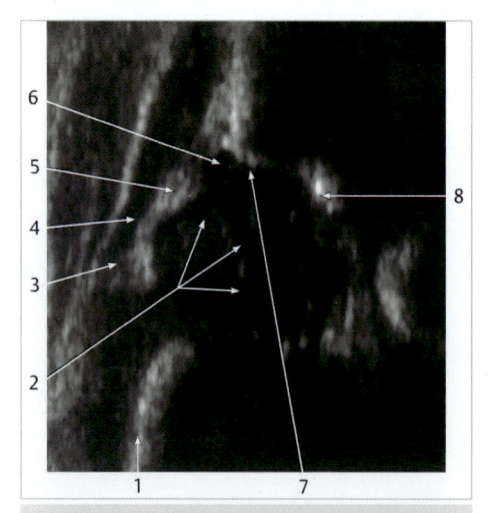

**Fig. 13.5 Exercício 5.** Identifique na seguinte ultrassonografia as estruturas anatômicas marcadas.

## 13.1.2 Teste de Usabilidade (Borda Inferior, Plano, Lábio)

**Exercício 6**

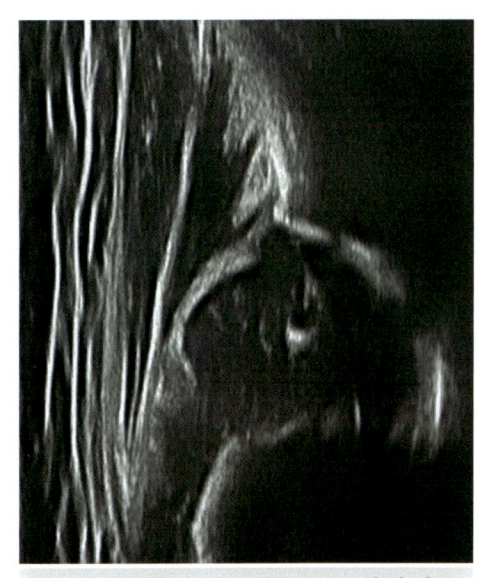

**Fig. 13.6 Exercício 6.** Esta ultrassonografia foi feita no plano padrão? Se não, poderia ser?

**Exercício 7**

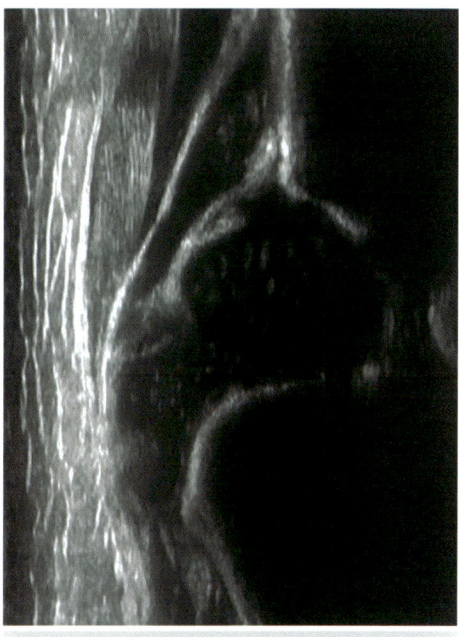

**Fig. 13.7 Exercício 7.** Esta ultrassonografia atende aos critérios de qualidade? Se não, por que não?

## Exercício 8

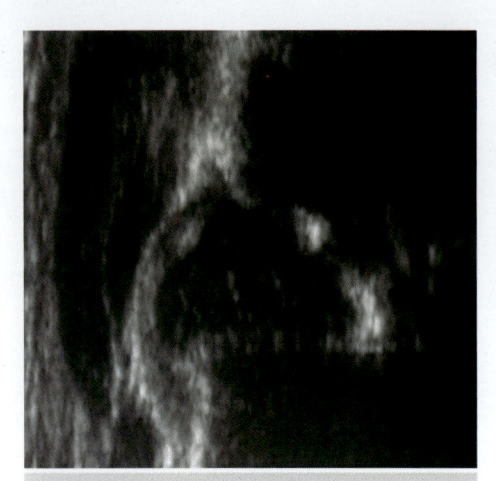

**Fig. 13.8 Exercício 8.** De acordo com essa imagem, a ultrassonografia foi realizada corretamente? Se não, por que não?

## Exercício 9

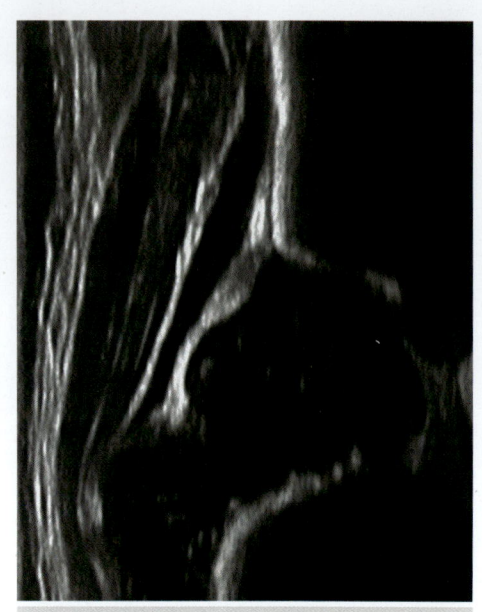

**Fig. 13.9 Exercício 9.** A presente ultrassonografia do quadril mantém o padrão do teste de usabilidade? Se sim ou não, ao redor?

## Exercício 10

## Exercício 11

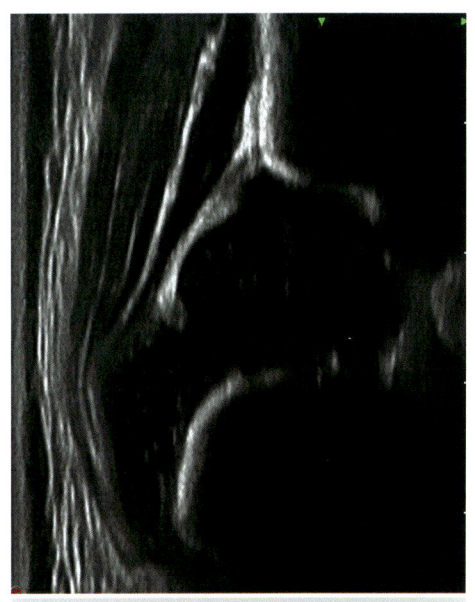

**Fig. 13.10 Exercício 10.** O quadril direito de uma criança de 11 semanas pode ser visto. Exercício: descrição e relatório.

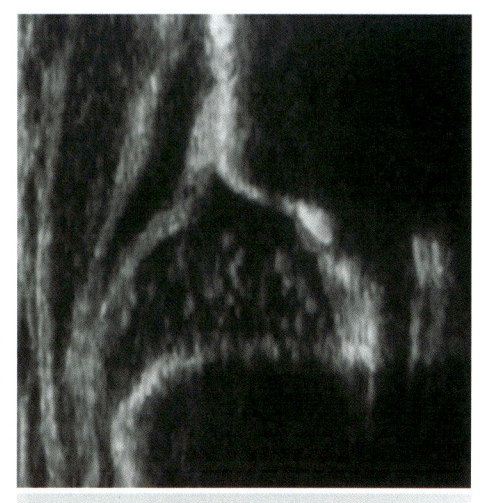

**Fig. 13.11 Exercício 11.** O quadril esquerdo de uma criança de 3 semanas pode ser visto. Exercício: descrição, medição de ângulo e relatório.

## Exercício 12

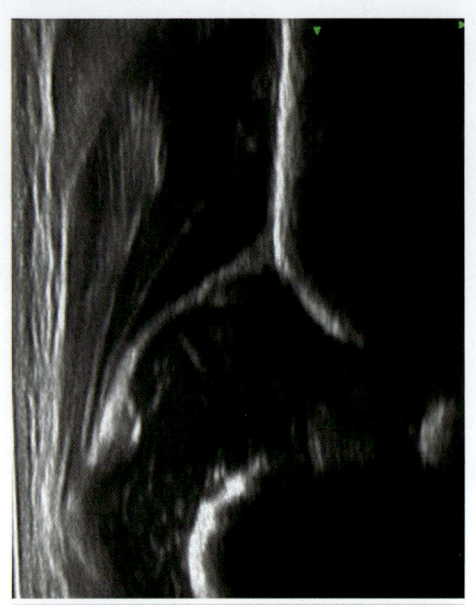

**Fig. 13.12 Exercício 12.** O quadril direito de uma criança de 2 semanas de idade pode ser visto. Exercício: descrição, medição de ângulo e relatório.

## Exercício 13

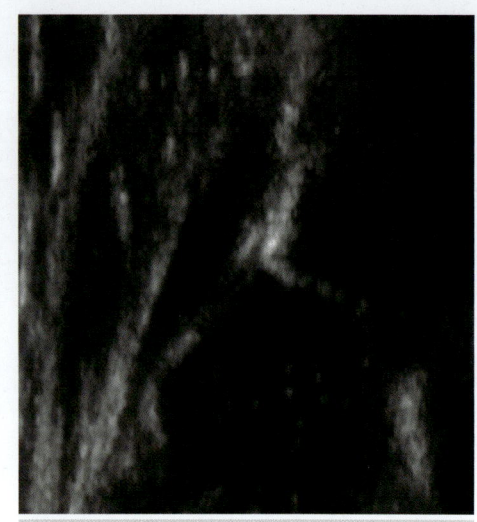

**Fig. 13.13 Exercício 13.** O quadril esquerdo de uma criança de 3 meses pode ser visto. Exercício: descrição, medição de ângulo e relatório.

## Exercício 14

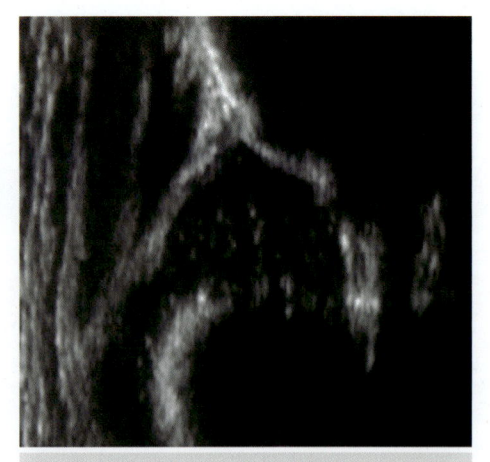

**Fig. 13.14 Exercício 14.** O quadril direito de uma criança de 3 semanas pode ser visto. Este quadril atende à maturidade mínima exigida?

## 13.2 Parte 2: Soluções

### 13.2.1 Identificação de Estruturas Anatômicas

#### Exercício 1
1 = Ílio
2 = Músculo glúteo mínimo
3 = Músculo glúteo médio
4 = Septo intermuscular
5 = Lábio acetabular
6 = Cápsula articular
7 = Prega sinovial
8 = Trocânter maior cartilaginoso
9 = Borda osteocondral
10 = Teto acetabular cartilaginoso
11 = Borda óssea
12 = Ligamento da cabeça femoral
13 = Borda inferior do ílio
14 = Pericôndrio
15 = Cartilagem trirradiada
16 = Pericôndrio

#### Exercício 2
1 = Borda osteocondral
2 = Cabeça femoral pré-formada cartilaginosa
3 = Prega sinovial
4 = Lábio acetabular, lateral a ele ligamento isquiofemoral
5 = Teto acetabular cartilaginoso
6 = Contorno ósseo (ílio e teto acetabular ósseo)
7 = Borda inferior do ílio
8 = Borda óssea

#### Exercício 3
1 = Borda osteocondral
2 = Paliçadas acústicas
3 = Ligamento da cabeça femoral transverso
4 = Ligamento da cabeça femoral
5 = Pulvinar
6 = Cartilagem trirradiada
7 = Pericôndrio interno

#### Exercício 4
1 = Tendão reto
2 = *Gap* do pericôndrio
3 = Lábio acetabular
4 = Ligamento isquiofemoral
5 = Cápsula articular
6 = Prega sinovial
7 = Sinusoides

#### Exercício 5
1 = Borda osteocondral
2 = Cabeça femoral
3 = Prega sinovial
4 = Cápsula articular
5 = Lábio acetabular
6 = Teto acetabular cartilaginoso
7 = Borda óssea
8 = Borda inferior do ílio

### 13.2.2 Teste de Usabilidade (Borda Inferior, Plano, Lábio)

#### Exercício 6
Esta ultrassonografia não foi feita no plano padrão. A secção foi feita muito ventral.

#### Exercício 7
Esta ultrassonografia atende aos critérios de qualidade:
- Borda inferior do ílio claramente identificável
- Plano de corte correto
- O lábio acetabular pode ser visto claramente

#### Exercício 8
Durante o exame de ultrassonografia, o transdutor foi inclinado na direção ventrodorsal. Na ultrassonografia isso pode ser visto pelo fato de que o ílio é alargado.

#### Exercício 9
A imagem está correta:
- A borda inferior é claramente identificável
- A silhueta ilíaca é reta e
- O lábio acetabular é claramente visível

### Exercício 10

A formação óssea é boa, a área da borda óssea é angular, o teto acetabular cartilaginoso é coberto. Trata-se de um Tipo I.

### Exercício 11

A formação óssea é suficiente, a área da borda óssea é arredondada, o teto acetabular cartilaginoso está cobrindo. O ângulo α é de 55°, o ângulo β é de 75°. Portanto, trata-se de um Tipo IIa (+).

### Exercício 12

A formação óssea é pobre, a área óssea da borda é plana, o teto cartilaginoso é deslocado cranialmente e sem alterações estruturais. A articulação do quadril é avaliada como Tipo IIIa. A medição do ângulo não é possível na imagem porque a borda inferior do ílio não pode ser claramente identificada.

### Exercício 13

Esta imagem é inutilizável:
- A borda inferior do ílio está faltando
- A seção é muito dorsal e
- Além disso, o lábio não é visível.

### Exercício 14

A secção é muito ventral, a ultrassonografia é inutilizável e a questão da maturidade mínima não pode ser respondida.

# 14 Literatura

## 14.1 Fontes Utilizadas

[1] Ackermann HJ, Kupper H. Zum Krankheitswert des „atypical dry click" an der Neugeborenenhüfte. Beitr Orthop Traumat 1984; 31: 105–107
[2] Anderhuber F. Embryologie und Morphogenese. In: Tschauner C. Die Hüfte. Stuttgart: Enke; 1997; 1–3
[3] Ashraf A, Larson AN, Maradit-Kremers H et al. Hospital costs of total hip arthroplasty for developmental dysplasia of the hip. Clin Orthop Relat Res 2014; 472 (7): 2237–2244
[4] Atalar H, Gunay C, Komurcu M. Functional treatment of developmental hip dysplasia with the Tübingen hip flexion splint. Hip Int 2014; 24: 295–301
[5] Barlow TG. Early diagnosis and treatment of congenital dislocation of the hip. J Bone Joint Surg Br 1962; 44-B: 292– 301
[6] Batory I. Ätiologie der pathologischen Veränderungen des kindlichen Hüftgelenkes. Stuttgart: Enke; 1982
[7] Becker F. Probleme und Gefahren der funktionellen Behandlung dysplastischer Hüftgelenke im frühen Säuglingsalter. Z Orthop 1979; 117: 138–146
[8] Berman L, Klenerman L. Ultrasound screening for hip abnormalities: preliminary findings in 1001 neonates. Br Med J 1986; 293: 719–722
[9] Bernbeck R. Zur Pathologie der Luxatio coxae congenita. Virchow Arch Pathol Anat 1951; 320: 238–252
[10] Biedermann R, Riccabona J, Giesinger JM et al. Results of universal ultrasound screening for developmental dysplasia of the hip: a prospective follow-up of 28 092 consecutive infants. J Bone Joint Surg Br 2018; 100-B (10): 1399– 1404
[11] Breninek A. Stumme Fälle von Hüftdysplasie. Z Orthop 1979; 117: 821–823
[12] Büschelberger H. Die Luxationshüfte. In: Matzen P, Hrsg. Lehrbuch der Orthopädie. Berlin: Volk und Gesundheit; 1982
[13] Clarke NMP, Harcke HT, McHugh P et al. Real-time ultrasound in the diagnosis of congenital hip dislocation and dysplasia of the hip. J Bone Joint Surg Br 1985; 67: 406– 412
[14] Dörr WM. Makroskopisch-anatomische, osteologische und röntgenologische Untersuchungen an frühkindlichen Hüftluxationspräparaten [Habilitationsschrift]. Aachen: Universität Aachen; 1968
[15] Dorn U, Hattwich M. Die sonographische Beurteilung der Schenkelhalsantetorsion. Orthop Praxis 1986; 22: 248–253
[16] Dunn PM, Evans RE, Thearle MJ et al. Congenital dislocation of the hip: early and late diagnosis and management compared. Arch Dis Child 1985; 60 (5): 407–414
[17] Engelen H. Die Evolution der Liebe. GEO 1997; 1: 34–36
[18] Engesæter IØ, Lehmann T, Laborie LB et al. Total hip replacement in young adults with hip dysplasia: age at diagnosis, previous treatment, quality of life, and validation of diagnoses reported to the Norwegian Arthroplasty Register between 1987 and 2007. Acta Orthop 2011; 82 (2): 149–145
[19] Faber A. Untersuchungen über die Ätiologie und Pathogenese der angeborenen Hüftverrenkung. Leipzig: Thieme; 1938
[20] Fettweis E. Sitz-Hock-Stellungsgips bei Hüftgelenksdysplasien. Arch Orthop Trauma Surg 1968; 63: 38–51
[21] Fettweis E. Das kindliche Hüftluxationsleiden. Die Behandlung in Sitz-Hock-Stellung (mit umfangreicher Bibliographie). Landsberg/Lech: ecomed; 1992
[22] Fischer EP. Die Welt im Kopf. Konstanz: Faude; 1985
[23] Furnes O, Lie SA, Espehaug B et al. Hip disease and the prognosis of total hip replacements. A review of 53 698 primary total hip replacements reported to the Norwegian Arthroplasty Register 1987-99. J Bone Joint Surg Br 2001; 83 (4): 579–586
[24] Ganger R, Grill F, Leodolter S et al. Ultraschall-Screening der Neugeborenenhüfte: Ergebnisse und Erfahrungen. Ultraschall Med 1991; 12: 25–30
[25] Gekeler J. Zur Frühbehandlung der angeborenen Hüftdysplasie und Hüftluxation. Orthop Praxis 1988; 24: 216–220
[26] Graf R. The diagnosis of congenital hip joint dislocation by the ultrasonic compound treatment. Arch Orthop Traumat 1980; 97: 117–133
[27] Graf R. The ultrasonic image of the acetabular rim in infants. An experimental and clinical investigation. Arch Orthop Traumat 1981; 99: 35–41
[28] Graf R, Tschauner C, Schuler P. Ist die Hüftsonographie notwendig und unter welchen Voraussetzungen kann sie eingesetzt werden? Pädiat Prax 1986; 34: 129–139
[29] Graf R, Soldner R. Zum Problem der Winkelmeßfehler bei der Hüftsonographie durch Linearund Sektorscanner. Ultraschall Klin Prax 1989; 4: 177–182
[30] Graf R. Sonographie der Säuglingshüfte. Ein Kompendium. 4. Aufl. Stuttgart: Enke; 1993
[31] Graf R. Kursus der Hüftsonographie beim Säugling. Stuttgart: Gustav Fischer; 1995a
[32] Graf R. Probleme und Fehlerquellen bei der Hüftsonographie. Pädiat Prax 1995b; 49: 467–475
[33] Graf R, Lercher K. Erfahrungen mit einem 3-D-Sonographiesystem am Säuglingshüftgelenk. Ultraschall Med 1996; 17: 218–224
[34] Graf R, Tschauner C. Ultrasound screening in the neonatal period. Baillièrés Clin Orthop 1996; 1 (1): 117–133
[35] Graf R. Hüftsonographie. Grundsätze und aktuelle Aspekte. Orthopäde 1997; 26: 14–24
[36] Graf R, Fronhöfer G. Neudefinition des proximalen Perichondriums und des Perichondriumloches im Hüftsonogramm. Orthopäde 1997; 26: 1057–1061
[37] Graf R. Sonographie der Säuglingshüfte und therapeutische Konsequenzen. 6. Aufl. Stuttgart: Thieme; 2010
[38] Graf R, Hammer N, Matthiesen D. An integrated concept explaining for risk factors related to the onset of developmental dysplasia of the hip joint. Ann Orthop Musculoskelet Disord 2021; 4 (1): 1029
[39] Grill F, Müller D. Ergebnisse des Hüftultraschallscreenings in Österreich. Orthopäde 1997; 26: 25–32
[40] Harcke HT, Clarke NMP, Lee MS et al. Examination of the infant hip with real-time ultrasonography. J Ultrasound Med 1984; 3: 131–137
[41] Heipertz W, Maronna U. Der Wert der Röntgenuntersuchung in den ersten sechs Lebenswochen. In: Fries G, Tönnis D, Hrsg. Hüftluxation und Hüftdysplasie. Uelzen: Med Lit Verlag; 1982: 25–29
[42] Hilgenreiner WH. Zur Frühdiagnose und Frühbehandlung der angeborenen Hüftgelenksverrenkung. Med Klin 1925; 21: 1385–1389, 1425–1429
[43] Holen KJ, Tegnander A, Bredland T et al. Universal or selective screening of the neonatal hip using

ultrasound? A prospective, randomised trial of 15 529 newborn infants. J Bone Joint Surg Br 2002; 84 (6): 886–890

[44] Joller R, Waespe B. Generelles sonographisches Hüftscreening auch in der Schweiz? Ultraschall Klin Prax 1991; 6: 232 (Abstract 473)

[45] Katthagen BD, Mittelmeier H, Becker D. Häufigkeit und stationärer Behandlungsbeginn veralteter Luxationshüften in der Bundesrepublik Deutschland. Orthop Praxis 1986; 22: 887–888

[46] Katthagen BD, Mittelmeier H, Becker D. Häufigkeit und stationärer Behandlungsbeginn kindlicher Hüftgelenksluxationen in der Bundesrepublik Deutschland. Z Orthop 1988; 126: 475–483

[47] Klisic P. Let's adopt the term: „Developmental Displacement of the Hip" (DDH). Proceedings No 86 of International Meeting on Care of Babies' Hips. Beograd 01.–03.10.1987

[48] Komprda J. Diagnostika vrozené dysplazie kycle u novorozencu. Acta Chir Traumatol Cech 1974; 41: 448–455

[49] Konermann W, Gruber G, Tschauner C, Hrsg. Die Hüftreifungsstörung. Darmstadt: Steinkopff; 1998

[50] Kramps HA, Lenschow E. Zur Anwendung der UltraschallCompound-Methode zur Weichteildiagnostik und Konturendarstellung in der Orthopädie. Neues von Picker 1984; Bulletin 1

[51] von Kries R, Ihme N, Oberle D et al. Effect of ultrasound screening on the rate of first operative procedures for developmental hip dysplasia in Germany. Lancet 2003; 362: 1883–1887

[52] von Kries R, Ihme N, Altenhofen L et al. General ultrasound screening reduces the rate of first operative procedures for developmental dysplasia of the hip: a case-control study. J Pediatr 2012; 160 (2): 271–275

[53] Kubo H, Pilge H, Weimann-Stahlschmidt K et al. Use of the Tübingen splint for the initial management of severly dysplastic and unstable hips in newborns with DDH: an alternative to Fettweis plaster and Pavlik harness. Arch Orthop Trauma Surg 2018; 138: 149–153

[54] Macnicol MF. Results of a 25-year screening programme for neonatal hip instability. J Bone Joint Surg Br 1990; 72 (6): 1057–1060

[55] Matthiessen HD. Die „endogene" Hüftdysplasie. In: Schilt M, Hrsg. Angeborene Hüftdysplasie und -luxation vom Neugeborenen bis zum Erwachsenen. Zürich: SGUMB-SVUPP-Eigenverlag; 1993a: 117–133

[56] Matthiessen HD. Dynamik des Wachstums im Pfannendach. In: Schilt M, Hrsg. Angeborene Hüftdysplasie und -luxation vom Neugeborenen bis zum Erwachsenen. Zürich: SGUMB-SVUPP-Eigenverlag; 1993b: 19–46

[57] Matthiessen HD. Forensische Probleme bei der Behandlung von Hüftdysplasien und -luxationen. Z Orthop 1996; 134: 10–12

[58] Matthiessen HD. Dysplasieund Therapiefaktor bei der Hüftreifungsstörung. Z Orthop 1997; 135: 12–13

[59] Mau H, Michaelis M. Zur Häufigkeit und Entwicklung auffallender Hüftbefunde (Dysplasie-Komplex) bei Neugeborenen und Kleinkindern. Z Orthop 1983; 121: 601–609

[60] Melzer C. Röntgenbild – Sonographie – Anatomie (ein Vergleich). In: Schilt M, Hrsg. Angeborene Hüftdysplasie und luxation vom Neugeborenen bis zum Erwachsenen. Zürich: SGUMB-SVUPP-Eigenverlag; 1993: 69–77

[61] Melzer C. Korrelation Sono und Röntgen. Orthopäde 1997; 26: 43–48

[62] Merk H, Mahlfeld K, Wissel H et al. The congenital dislocation of the hip joint in ultrasound examination – frequency, diagnosis and treatment. Klin Padiatr 1992; 211: 18–21

[63] Müller I, Engelbert S. Geschichte der kongenitalen Hüftluxation. In: Grifka J, Ludwig J, Hrsg. Kindliche Hüftdysplasie. Stuttgart: Thieme; 1998: 1–28

[64] Müller W. Biophysikalische Messungen zum Effekt von Kippfehlern bei der Hüftsonographie [mündliche Mitteilung]. 1998

[65] Mulpuri K, Song KM, Goldberg MJ et al. Detection and nonoperative management of pediatric developmental dysplasia of the hip in infants up to six months of age. J Am Acad Orthop Surg 2015; 23 (3): 202–205

[66] Munkhuu B, Essig S, Renchinnyam E et al. Incidence and treatment of developmental hip dysplasia in mongolia: a prospective cohort study. PLoS One 2013; 8: e79 427

[67] Niethard FU, Gärtner BM. Die prognostische Bedeutung qualitativer Hüftparameter bei der Verlaufsbeobachtung der Hüftdysplasie im Säuglingsalter und Kleinkindesalter. In: Fries G, Tönnis D, Hrsg. Hüftluxation und Hüftdysplasie. Uelzen: Med Lit Verlag; 1982: 56–59

[68] Niethard FU. Kinderorthopädie. Stuttgart: Thieme; 1997 Nyborg WL. Physical mechanisms for biological effects of ultrasound. Washington DC, USA: US Department of Health Educations and Welfare (HEW Publication and FDA); 1977

[69] O'Beirne JG, Chlapoutakis K, Alshryda S et al. International interdisciplinary consensus meeting on the evaluation of developmental dysplasia of the hip. Ultraschall Med 2019; 40 (4): 454–456

[70] Oelkers H. Die Sauerstofffüllung zur Diagnostik und Indikationsstellung bei der angeborenen Hüftluxation. Verh Dtsch Orthop Ges 48. Kongreß. Z Orthop 1961; 94: 327

[71] Oelkers H. Histologischer und röntgenologischer Vergleich zwischen einem dysplastischen Becken (Luxationsbecken) und Normalbefund. Orthop Praxis 1981; 17: 614–624

[72] Ömeroglu H. Use of ultrasonography in developmental dysplasia of the hip. J Child Orthop 2014; 8 (2): 105–113. doi:10.1007/s11 832–014–0561–8

[73] Ortolani M. Un segno poco noto e sua importanze per la diagnosi precoce di prelussazione congenita dell' anca. Pediatria 1937; 45: 129–136

[74] Paton RW. Screening in Developmental Dysplasia of the Hip (DDH). Surgeon 2017; 15(5): 290–296

[75] Pavone V, Testa G, Riccioli M et al. Treatment of developmental dysplasia of hip with Tubingen hip flexion splint. J Pediatr Orthop 2015; 35: 485–489

[76] Peic S. Technische Erleichterung für die Durchführung einer Hüftarthrographie und Verhinderung der Entstehung der Wabenstruktur im Arthrogramm. In: Fries G, Tönnis D, Hrsg. Hüftluxation und Hüftdysplasie. Uelzen: Med Lit Verlag; 1981: 71–74

[77] Ponseti IV. Growth and development of the acetabulum in the normal child and morphology of the acetabulum in congenital dislocation of the hip. J Bone Joint Surg 1978; 60-A: 575–599

[78] Putti V. Early treatment of congenital dislocation of the hip. J Bone Joint Surg 1929; 17: 798–812

[79] Rodegerts U, Matthiessen HD. Wachstumskinetik und Histomorphometrik der Wachstumsfuge. II. Symposium des SFB 1988. Teratologische Forschung und Rehabilitation mehrfach Behinderter der WWU Münster 1971; 2: 551–556

[80] Roovers EA, Boere-Boonekamp MM, Geertsma TSA et al. Ultrasonographic screening for developmental dysplasia of the hip in infants. Reproducibility of assessments made by radiographers. J Bone Joint Surg Br 2003; 85: 726–730

[81] von Rosen S. Die konservative Behandlung der Hüftdysplasie und Hüftverrenkung. Z Orthop 1969; 106: 173–178
[82] von Rosen S. Prophylaxe, Frühdiagnostik und Frühbehandlung der Luxationshüfte. Beitr Orthop Traumatol 1977; 24: 257–264
[83] Rosendahl K, Markestad T, Lie RT. Ultrasound screening for developmental dysplasia of the hip in the neonate: the effect on treatment rate and prevalence of late cases. Pediatrics 1994; 94: 47–52
[84] Roser W. Die Lehre von den Spontanluxationen. Arch Physiol Heilk 1864; 5: 132–142
[85] Schünke M, Schulte E, Schumacher U, Voll M, Wesker K. Schnittbildund Röntgenanatomie des Hüftgelenks. Typische Erkrankung des alten Menschen: Schenkelhalsfrakturen. In: Schünke M, Schulte E, Schumacher U, Voll M, Wesker K, Hrsg. Prometheus LernAtlas – Allgemeine Anatomie und Bewegungssystem. 4. Aufl. Stuttgart: Thieme; 2014: 434–435
[86] Schultheiss H. Frühbehandlung der Hüftdysplasie durch atraumatische Spreizung. Z Orthop 1965; 100
[87] Schwetlick W. Die kindliche Luxationshüfte. Stuttgart: Enke; 1976
[88] Seidl T, Lohmaier J, Trouillier HH. Früherkennung der Hüftdysplasie. Monatsschr Kinderheilkd 2011; 159: 758–761
[89] Seidl T, Lohmaier J, Hölker T et al. Die Tübinger Hüftbeugeschiene als Repositionsorthese? Orthopäde 2012; 41:195-199
[90] Simon EA, Saur F, Buerge M et al. Inter-observer agreement of ultrasonographic measurement of alpha and beta angles and the final type classification based on the Graf method. Swiss Med Wkly 2004; 134 (45–46): 671–677
[91] Sink EL, Ricciardi BF, Torre K et al. Selective ultrasound screening is inadequate to identify patients who present with symptomatic adult acetabular dysplasia. J Child Orthop 2014; 8 (6): 451–455
[92] Suzuki S, Awaya G, Wakita S et al. Diagnosis by ultrasound of congenital dislocation of the hip joint. Clin Orthop 1987; 217: 172–178
[93] Suzuki S, Kasahara Y, Futami T et al. Ultrasonography in congenital dislocation of the hip: simultaneous imaging of both hips from in front. J Bone Joint Surg Br 1991; 73-B: 879–883
[94] Swarup I, Penny CL, Dodwell ER. Developmental dysplasia of the hip: an update on diagnosis and management from birth to 6 months. Curr Opin Pediatr 2018; 30: 84–92
[95] Terjesen T, Rundén TO, Tangerud A. Ultrasonography and radiography of the hip in infants. Acta Orthop Scand 1989; 60 (6): 651–660
[96] Thallinger C, Pospischill R, Ganger R et al. Long-term results of a nationwide general ultrasound screening system for developmental disorders of the hip: the Austrian hip screening program. J Child Orthop 2014; 8: 3–10
[97] Tönnis D. Die angeborene Hüftdysplasie und Hüftluxation im Kindesund Erwachsenenalter. Berlin: Springer; 1984
[98] Tönnis D. Congenital dysplasia and dislocation of the hip in children and adults. Berlin: Springer; 1987
[99] Tschauner C, Klapsch W, Graf R. Das sonographische Neugeborenenscreening des Hüftgelenkes – Luxus oder Notwendigkeit? Monatsschr Kinderheilkd 1990; 138: 429–433
[100] Tschauner C, Klapsch W, Baumgartner A et al. „Reifungskurve" des sonographischen Alpha-Winkels nach Graf unbehandelter Hüftgelenke im ersten Lebensjahr. Z Orthop 1994; 132: 502–504
[101] Tschauner C, Furntrath F, Saba Y et al. Developmental dysplasia of the hip: impact of sonographic newborn hip screening on the outcome of early treated decentered hip joints – a single center retrospective comparative cohort study based on Graf's method of hip ultrasonography. J Child Orthop 2011; 5: 415–424
[102] Ulziibat M, Munkhuu B, Schmid R et al. Implementation of a nationwide universal ultrasound screening programme for developmental dysplasia of the neonatal hip in Mongolia. J Child Orthop 2020; 14: 273–280
[103] Weickert H. Fortschritte in der Diagnostik und Behandlung der Luxationshüfte. Pädiatrie 1975; 14: 63–69
[104] Weil UH. Acetabular dysplasia – skeletal dysplasias in childhood. Progress in orthopaedic surgery 2. Berlin: Springer; 1978
[105] Werzinger RA. Die kongenitale Hüftluxation. Konservative und operative Therapie [Dissertation]. München: Universität München; 1989
[106] Witt HJ, Woltersdorf J. Zwillingsuntersuchungen zur Luxationshüfte [Dissertation]. Magdeburg: Universität Magdeburg; 1986
[107] Zieger M, Schultz D. Ultrasound of the infant hip. Part III: Clinical application. Pediatr Radiol 1987; 17: 226–232
[108] Abdullah U, Campell S, Dewhurst CJ et al. Effects of diagnostic ultrasound on maternal and fetal chromosomes. Lancet 1971; I/II: 829

## 14.2 Leitura Adicional

[109] Ackermann HJ, Hoferichter U. Nachuntersuchungsergebnisse bei Abduktionshemmung am Hüftgelenk von Neugeborenen. Beitr Orthop Traumatol 1979; 26: 693–698
[110] Ackermann HJ. Zu den Bezeichnungen von Hüftbefunden bei Neugeborenen. Beitr Orthop Traumatol 1984; 31: 53–56
[111] Albinana J, Quesada JA, Certucha JA. Children at high risk for congenital dislocation of the hip: late presentation. J Pediatr Orthop 1993; 13: 268–269
[112] Andersson JE. Neonatal hip instability: normal values for physiological movement of the femoral head determined by an anterior-dynamic ultrasound method. J Pediatr Orthop 1995; 15: 736–740
[113] Bache CE, Raut VV, Clegg J. The financial aspects of a routine ultrasound screening programme for the detection and management of DDH (Abstract). J Bone Joint Surg Br 1998; 80-B (Suppl. III): 281
[114] Becker R, Bayer M, Wessinghage D et al. Hüftsonographie: Luxus oder Notwendigkeit? Dtsch Ärztebl 1994; 91 (27):A1892–A1898
[115] Bennet GC. Screening for congenital dislocation of the hip. J Bone Joint Surg Br 1992; 74-B: 643–644
[116] Benz-Bohm G, Widemann B, Herrmann F. Ist die Hüftsonographie bei Frühgeborenen als Screening-Untersuchung sinnvoll? Monatsschr Kinderheilkd 1987; 135: 838–841
[117] Benz-Bohm G, Widemann B, Herrmann F et al. Ist die Hüftsonographie als Screeninguntersuchung sinnvoll? Fortschr Röntgenstr 1987; 146 (2): 188–191
[118] Bernsmann K, Schleberger R. Ausheilungsbedingungen im Hüftscreening aufgefallener Neugeborenenhüften. Ultraschall Klin Prax 1991; 6: 232 (Abstract 475)
[119] Boeree NR, Clarke NMP. Ultrasound imaging and secondary screening for congenital dislocation of the hip. J Bone Joint Surg Br 1994; 76-B: 525–533

[120] Bombelli R, Tschauner C, Bombelli M. CDH in the preand postsonographic era. Hip Int 1994; 4 (1): 10–34
[121] Bon RA, Exner GU. Frühdiagnose der Hüftdysplasie – Argumente für ein generelles sonographisches Screening in der Schweiz. Schweiz Rundschau Med (Praxis) 1992; 81: 519–523
[122] Bond CHD, Hennrikus WL, Della Maggiore ED. Prospective evaluation of newborn soft-tissue hip „clicks" with ultrasound. J Pediatr Orthop 1997; 17: 199–201
[123] Boniforti FG, Fujii G, Angliss RD et al. The reliability of measurements of pelvic radiographs in infants. J Bone Joint Surg Br 1997; 79-B: 570–575
[124] Braukmann K, Halbhübner K. Das ABC der konservativ ambulanten Therapie der Hüftgelenkdysplasie. In: Grifka J, Ludwig J, Hrsg. Kindliche Hüftdysplasie. Stuttgart: Thieme; 1998: 83–98
[125] Brückl R. Die „Restdysplasie" nach kongenitaler Hüftluxation – ein Behandlungsverlauf über 16 Jahre. Orthop Praxis 2000; 36 (11): 671–674
[126] Cashman JP, Round J, Taylor G et al. The natural history of developmental dysplasia of the hip after early supervised treatment in the Pavlik harness – a prospective longitudinal followup. J Bone Joint Surg Br 2002; 84-B: 418–425
[127] Casser HR. Sonographiegesteuerte Behandlung der dysplastischen Säuglingshüfte. Stuttgart: Enke; 1992: 418–425
[128] Castelein RM, Sauter AIM. Ultrasound screening for congenital dysplasia of the hip in newborns; its value. J Pediatr Orthop 1988; 8: 666–670
[129] Castelein RM, Sauter AJM, de Vlieger M et al. Natural history of ultrasound hip abnormalities in clinically normal newborns. J Pediatr Orthop 1992; 12: 423–427
[130] Catterall A. The early diagnosis of congenital dislocation of the hip. J Bone Joint Surg Br 1994; 76-B: 515–516
[131] Chatziandreou I, Katthagen BD. Langzeitergebnisse der erfolgreich abgeschlossenen konservativen Therapie mit Fettweis-Hockgips bei Hüftluxation Typ III und IV nach Graf. Orthop Praxis 2008; 44: 595–605
[132] Cheng JCY, Chan YL, Hui PW et al. Ultrasonic hip morphometry in infants. J Pediatr Orthop 1994; 14: 24–28
[133] Clarke NMP. Sonographic clarification of the problems of neonatal hip instability. J Pediatr Orthop 1986; 6: 527–532
[134] Clarke NMP, Clegg J, Al-Chalabi AN. Ultrasound screening for hips at risk for CDH: failure to reduce the incidence of late cases. J Bone Joint Surg Br 1989; 71-B: 9–12
[135] Clegg J, Bache CE, Raut VV. Financial justification for routine ultrasound screening of the neonatal hip. J Bone Joint Surg Br 1999; 81-B: 852–857
[136] Coleman SS. Developmental dislocation of the hip: evolutionary changes in diagnosis and treatment. J Pediatr Orthop 1994; 14: 1–2
[137] Coleman SS. The subluxating or wandering femoral head in developmental dislocation of the hip. J Pediatr Orthop 1995; 15: 785–788
[138] Dahlström H, Friberg S, Öberg L. Stabilisation and development of the hip after closed reduction of late CDH. J Bone Joint Surg Br 1990; 72-B: 186–189
[139] Davids JR, Benson LJ, Mubarak SJ et al. Ultrasonography and developmental dysplasia of the hip: a cost-benefit analysis of three delivery systems. J Pediatr Orthop 1995; 15 (3): 325–329. doi:10.1097/01241 398-199 505 000-00 013
[140] Deimel D, Breuer D, Alaiyan H et al. Verlaufsbeobachtung eines hüftsonographischen Screeningprogrammes zur Früherkennung angeborener Hüftreifungsstörungen an der orthopädischen Universitätsklinik Homburg/Saar im Zeitraum von 1985 bis 1990. Z Orthop 1994; 132: 255–259
[141] dePellegrin M, Graf R. La diagnosi ecografica dell'anca infantile: problemi di terminologia Rivista italiana di ortopedia e traumatologia. Pediatrica 1989; 5: 121–126
[142] dePellegrin M. L'ortopedico ecografista nella diagnosi precoce e nella valutazione del trattamento della displasia congenita dell'anca. Rivista italiana di ortopedia e traumatologia. Pediatrica 1992; 8: 89–92
[143] dePellegrin M, Tessari L. L'ecografia dell'anca infantile. significato e ruolo nella diagnosi precoce di displasia congenita. Med Bambino 1992; 11: 25–29
[144] Dias JJ, Thomas IH, Lamont AC et al. The reliability of ultrasonographic assessment of neonatal hips. J Bone Joint Surg Br 1993; 75-B: 479–482
[145] Diaz A, Cuervo M, Epeldegui T. Simultaneous ultrasound studies of DDH using the Graf, Harcke, and Suzuki approaches. J Pediatr Orthop 1994; 3 (Part B): 185–189
[146] Dorn U, Hattwich M. Sonographisches Hüftscreening bei Neugeborenen. Ultraschall Klin Prax 1987; 2: 159–164
[147] Dorn U, Neumann D. Ultrasound for screening developmental dysplasia of the hip: a European perspective. Curr Opin Pediatr 2005; 17: 30–33
[148] Düppe H, Danielsson LG. Screening of neonatal instability and of developmental dislocation of the hip – a survey of 132 601 living newborn infants between 1956 and 1999. J Bone Joint Surg Br 2002; 84-B: 878–885
[149] Eastwood DM. Neonatal hip screening. Lancet 2003; 361:595–597
[150] Eggl H, Sterzinger W, Frischhut B. Die Wahrscheinlichkeit einer Reifungsstörung bei Typ IIa Neugeborenenhüften. Ultraschall Klin Prax 1992; 7: 275–278
[151] Eggl H, Krismer M, Klestil T et al. Auswirkungen des Hüftsonographiescreenings. Eine epidemiologische Studie. Orthopäde 1993; 22: 277–279
[152] Eimermacher V. Die instabile Neugeborenenhüfte und die protrahierte Hüftdysplasie. Orthop Praxis 1994; 30: 359–365
[153] Eller K, Katthagen BD. Sonographische Verlaufskontrollen der Hüftdysplasie unter Spreizhosentherapie. Z Orthop 1987; 125: 534–541
[154] Engelhardt P. Das Risiko der sekundären Coxarthrose. Stuttgart: Thieme; 1988
[155] Engelhardt P. Die Bedeutung des Zentrumeckenwinkels zur Prognose der Dysplasiehüfte 50 Jahre nach Erstbeschreibung durch G. Wiberg. Orthopäde 1988; 17: 463–467
[156] Engesaeter LB, Wilson DJ, Nag D et al. Ultrasound and congenital dislocation of the hip. J Bone Joint Surg Br 1990; 72-B: 197–201
[157] Exner GU, Mieth D. Sonographisches Hüftdysplasiescreening beim Neugeborenen. Schweiz Med Wochenschr 1987; 117: 1015–1020
[158] Exner GU. Ultrasound screening for hip dysplasia in neonates. J Pediatr Orthop 1988; 8: 656–660
[159] Exner GU, Frey E. Hüftdysplasie im Säuglingsalter. Kernspintomographie und Computertomographie. Orthopäde 1997; 26: 59–66
[160] Falliner A, Hassenpflug J. Der Einfluß der Sonographie auf Diagnose und Behandlung der sog. angeborenen Hüftgelenksluxation. Z Orthop 1994; 132: 505–512
[161] Falliner A, Hassenpflug J. Sonographische Verlaufsbeobachtungen und Ergebnisse der sonographisch gesteuerten Frühbehandlung der Hüftdysplasie. Orthop Praxis 1998; 34: 308–311

## 14.2 Leitura Adicional

[162] Falliner A. Die Standardebene von Graf – ein „Standardsektor"? Sonographische Untersuchungen an anatomischen Präparaten von Säuglingshüftpfannen. Z Orthop 2001; 139: 138-142
[163] Farr S, Grill F, Müller D. Wann ist der optimale Zeitpunkt für ein sonographisches Hüftscreening? Orthopäde 2008; 37 (6): 532
[164] Fettweis E. Hüftdysplasie: sinnvolle Hilfen für Babyhüften. Stuttgart: Trias; 2004
[165] Fiddian NJ, Gardiner JC. Screening for congenital dislocation of the hip by physiotherapists. J Bone Joint Surg Br 1994; 76-B: 458-459
[166] Garvey M, Donoghue VB, Gorman WA et al. Radiographic screening at four months of infants at risk for congenital hip dislocation. J Bone Joint Surg Br 1992; 74-B: 704-707
[167] Gerscovich EO. A radiologist's guide to the imaging in the diagnosis and treatment of DDH: II Ultrasonography (Review article). Skeletal Radiol 1997; 26: 447-456
[168] Gomes H, Ouedraogo T, Avisse C et al. Neonatal hip: from anatomy to cost-effective sonography. Eur Radiol 1998; 8: 1030-1039
[169] Graf R. Die operative Reposition der angeborenen Hüftluxation. Z Orthop 1981; 119: 491-497
[170] Graf R. Ultraschalldiagnostik bei Säuglingshüften. Z Orthop 1982; 120: 583-589
[171] Graf R. Die sonographische Beurteilung der Hüftdysplasie mit Hilfe der Erkerdiagnostik. Z Orthop 1983; 121: 653-659
[172] Graf R. New possibilities for the diagnosis of congenital hip joint dislocation by the ultrasonic compound treatment. J Pediatr Orthop 1983; 3: 354-359
[173] Graf R. Möglichkeiten, Probleme und derzeitiger Stand der Hüftsonographie bei Säuglingshüften. Radiologe 1985; 25:127-132
[174] Graf R. Guide to sonography of the infant hip. Stuttgart: Thieme; 1986
[175] Graf R. Kann die Hüftsonographie die an sie gestellten Anforderungen erfüllen? Ultraschall Klin Prax 1986; 1: 62-68
[176] Graf R. Sonographie der Säuglingshüfte. Ein Kompendium. Aufl. Stuttgart: Enke; 1986
[177] Graf R. Die sonographische Diagnose von Hüftreifungsstörungen – Prinzipien, Fehlerquellen und Konsequenzen. Ultraschall 1987; 8: 2-8
[178] Graf R, Tschauner C, Steindl M. Ist die IIa-Hüfte behandlungsbedürftig? Monatsschr Kinderheilkd 1987; 135: 832-837
[179] Graf R, Schuler P. Sonographie am Stützund Bewegungsapparat bei Kindern und Erwachsenen – Lehrbuch und Atlas. Weinheim: VCH Edition Medizin; 1988
[180] Graf R. Hüftsonographie beim Neugeborenen. Gynäkol Prax 1989; 13: 435-443
[181] Graf R. Sonographie am Bewegungsapparat. Orthopäde 1989; 18: 2-11
[182] Graf R. Sonographie der Säuglingshüfte. Ein Kompendium. Aufl. Stuttgart: Enke; 1989
[183] Graf R. Sonographie der Säuglingshüfte. Z Orthop 1990; 128: 355-356
[184] Graf R. Hip sonography – how reliable? Sector scanning versus linear scanning? Dynamic versus static examination? Clin Orthop 1992; 281: 18-21
[185] Graf R, Tschauner C. Neonatal sonographic „screening" for DDH. BMUS-Bulletin 1993; 24-27
[186] Graf R, Tschauner C, Klapsch W. Progress in Prevention of Late Developmental Dislocation of the Hip by Sonographic Newborn Hip „Screening": Results of a Comparative Follow-up Study. J Pediatr Orthop 1993; 2-B: 115-121

[187] Graf R. Effects of hip sonography in Austria and guidelines for therapy. In: Renato Bombelli Farewell Meeting Proceedings. Bettlach: RMS-Fondation; 1994: 12-13
[188] Graf R, Tschauner C. Sonographie der Säuglingshüfte – Fehlerquellen, Fortschritte und aktuelle klinische Relevanz. Radiologe 1994; 34: 30-38
[189] Graf R. Probleme und Fehlerquellen bei der Hüftsonographie. Gynäkol Prax 1995; 20: 223-231
[190] Graf R, Schuler P. Die Säuglingshüfte im Ultraschallbild – ein Atlas. Weinheim: Chapman & Hall; 1995
[191] Graf R, Schuler P. Sonographie am Stützund Bewegungsapparat bei Kindern und Erwachsenen. Lehrbuch und Atlas. 2. Aufl. Weinheim: Chapman & Hall; 1995
[192] Graf R, Wilson B. Sonography of the infant hip and its therapeutic implications.Weinheim: Chapman & Hall; 1995
[193] Graf R. Advantages and disadvantages of various access routes in sonographic diagnosis of dysplasia and luxation in the infant hip. J Pediatr Orthop 1997; 6-B: 248-252
[194] Graf R. Die aktuelle Hüftsonographie-Screeningdiskussion: Entwicklungen in Deutschland, Österreich und international. Prakt Pädiatr 1997; 3: 274-283
[195] Graf R. Die sonographiegesteuerte Therapie. Orthopäde 1997; 26: 33-42
[196] Graf R. Hüftsonographie-Fortbildung. Prakt Pädiatr 1997; 3: 238-247
[197] Graf R. Von der sonographischen Frühestdiagnostik zur sonographiegesteuerten Therapie. In: Tschauner C, Hrsg. Die Hüfte. Stuttgart: Enke; 1997: 57-78
[198] Graf R. Hüftsonographie. In: Konermann W, Gruber G, Tschauner C, Hrsg. Die Hüftreifungsstörung. Darmstadt: Steinkopff; 1998: 103-138
[199] Graf R. Klinische Untersuchung Hüftsonographie – derzeitiger Stand und Ausblicke. In: Grifka J, Ludwig J, Hrsg. Kindliche Hüftdysplasie. Stuttgart: Thieme; 1998: 43-81
[200] Graf R. Konservative Therapie. In: Konermann W, Gruber G, Tschauner C, Hrsg. Die Hüftreifungsstörung. Darmstadt: Steinkopff; 1998: 323-352
[201] Graf R, Farkas P. State of the art: sonographische Diagnostik der Säuglingshüfte: Sonogramm – Diagnose - Therapie. München: Marseille; 1998
[202] Graf R. Hüftsonographie. Ein Update. Orthopäde 2002; 31:181-189
[203] Graf R. Fortschritte in Diagnose und Therapie der sogenannten angeborenen Hüftluxation (DDH) durch die Sonographie. Leopoldina 2003; 48: 423-434
[204] Graf R. Sonographiegesteuerte Therapie von Hüftreifungsstörungen. In: Tschauner C, Hrsg. Becken und Hüfte. Stuttgart: Thieme; 2003: 133-141
[205] Graf R. Früherkennung der angeborenen Hüftdysplasie und Behandlungskonzepte. MOT 2005; 125: 7-13
[206] Graf R, Baumgartner F, Lercher K. Ultraschalldiagnostik der Säuglingshüfte. Ein Atlas. Heidelberg: Springer; 2006
[207] Graf R, Scheitza W. Sonographie bei Hüftreifungsstörungen: Ergebnisse, Probleme, Empfehlungen. Orthop Rheuma 2007; Sonderheft: 19-22
[208] Graf R. Warum ein Ausbildungskatalog für die Hüftsonographie? Orthop Praxis 2009; 45 (2): 67-75
[209] Grill F, Müller D. Ergebnisse des Hüftultraschallscreenings in Österreich. Orthopäde 1997; 26: 25-32
[210] Grill F, Manner H, Müller DM. Die Säuglingshüfte. Stellenwert des Ultraschallscreenings. Pädiatr Pädol 1999; 4: 28-38

[211] Günther KP, Stoll S, Schmitz A et al. Initial results of the evaluation study of ultrasound hip screening in Germany. Z Orthop Ihre Grenzgeb 1998; 136: 508–512
[212] Hamel J, Becker W. Sonographische Verlaufskontrolle dezentrierter Neugeborenenhüften in der Frühphase der Behandlung mit Pavlik-Bandage. Orthop Praxis 1994; 30: 354–358
[213] Hangen DH, Kasser JR, Emans JB et al. The Pavlik harness and developmental dysplasia of the hip: Has ultrasound changed treatment patterns? J Pediatr Orthop 1995; 15: 729–735
[214] Hauck W, Seyfert UT. Die Ultraschalluntersuchung der Neugeborenenhüfte: Ergebnisse und Konsequenzen. Z Orthop 1990; 128: 570–574
[215] Hefti F. Offene Repostionsverfahren. Orthopäde 1997; 26:67–74
[216] Heimkes B, Stotz S, Lutz R et al. Der Wandel der konservativen Repositionsmethoden in der Therapie der kongenitalen Hüftluxation im Zeitraum 1955 bis 1987. Orthop Praxis 1989; 25: 343–353
[217] Hell AK, Becker JC, Rühmann O et al. Interund intraindividuelle Messabweichungen in der Säuglingshüftsonographie nach Graf. Z Orthop Unfall 2008; 146: 624–629
[218] Hensinger RN. The changing role of ultrasound in the management of developmental dysplasia of the hip (DDH). Editorial. J Pediatr Orthop 1995; 15: 723–724
[219] Hernandez RJ, Cornell RG, Hensinger RN. Ultrasound diagnosis of neonatal congenital dislocation of the hip. A decision analysis assessment. J Bone Joint Surg Br 1994; 76-B: 539–543
[220] Hinderaker T, Daltveit AK, Irgens LM et al. The impact of intra-uterine factors on neonatal hip instability. An analysis of 1 059 479 children in Norway. Acta Orthop Scand 1993; 65–3: 239–242
[221] Hoffstetter I, Huhle PR. Münsteraner Konzept zur Frühbehandlung der kongenitalen Hüftdysplasie und -luxation. Med Orth Tech 1995; 115: 123–129
[222] Holen KJ, Terjesen T, Tegnander A et al. Ultrasound screening for hip dysplasia in newborns. J Pediatr Orthop 1994; 14: 667–673
[223] Holen KJ, Tegnander A, Eik-Nes SH et al. The use of ultrasound in determining the initiation of treatment in instability of the hip in neonates. J Bone Joint Surg Br 1999; 81-B: 846–851
[224] Holen KJ, Tegnander A, Bredland T et al. Universal or selective screening of the neonatal hip using ultrasound – a prospective, randomised trial of 15 529 newborn infants. J Bone Joint Surg Br 2002; 84-B: 886–890
[225] Homer CJ, Baltz RD, Hickson GB et al. Clinical practice guideline: early detection of developmental dysplasia of the hip. Committee on Quality Improvement of the American Academy of Pediatrics. Pediatrics 2000; 105: 896–905
[226] Horii M, Kubo T, Hachiya Y et al. Development of the acetabulum and the acetabular labrum in the normal child: analysis with radial-sequence magnetic resonance imaging. J Pediatr Orthoped 2002; 22 (2): 222–227
[227] Ihme N, Schmidt-Rohlfing B, Lorani A et al. Die konservative Therapie der angeborenen Hüftdysplasie und -luxation. Orthopäde 2003; 32: 133–138
[228] Ihme N, Altenhofen L, von Kries R et al. Sonographisches Hüftscreening in Deutschland: Ergebnisse und Vergleich mit anderen Screeningverfahren. Orthopäde 2008; 37 (6):541–546
[229] Jari S, Paton RW, Srinivasan MS. Unilateral limitation of abduction of the hip – a valuable clinical sign for DDH. J Bone Joint Surg Br 2002; 84-B: 104–107
[230] Jellicoe P, Aitken A, Wright K. Ultrasound screening in developmental hip dysplasia: Do all scanned hips need to be followed up? J Pediatr Orthop B 2007; 16: 192–195
[231] Joller R, Waespe B. Generelles sonographisches Hüftscreening auch in der Schweiz. Ultraschall Klin Prax 1991; 6: 232 (Abstract 473)
[232] Jomha NM, McIvor J, Sterling G. The role of ultrasonography in the diagnosis of developmental hip dysplasia. J Bone Joint Surg Br 1994; 76-B (Suppl. 1): 24
[233] Jones DA, Powell N. Ultrasound and neonatal hip screening. J Bone Joint Surg Br 1990; 72-B: 457–459
[234] Jones DA. Neonatal hip stability and the Barlow test. J Bone Joint Surg Br 1991; 73-B: 216–218
[235] Jones D. Neonatal detection of developmental dysplasia of the hip (DDH) (Editorial). J Bone Joint Surg Br 1998; 80-B: 943–945
[236] Jones D, Dezateux CA, Danioelsson LG et al. Topic for debate: at the crossroads – neonatal detection of developmental dysplasia of the hip. J Bone Joint Surg Br 2000; 82-B: 160–164
[237] Jüsten HP, Wessinghage D, Waertel G et al. Sonographisches Hüftgelenk-Screening und daraus resultierende Behandlung von Hüftreifungsstörungen. Orthop Praxis 1997; 33: 71–75
[238] Klapsch W, Tschauner C, Graf R. Führt die Vorverlegung des Diagnosezeitpunktes der Hüftdysplasie zu merkbar besseren Behandlungsergebnissen? Orthop Praxis 1990; 26:401–405
[239] Klapsch W, Tschauner C, Graf R. Behandlungsergebnisse dezentrierter Hüftgelenke seit Einführung der Hüftsonographie. Orthop Praxis 1991; 27: 353–354
[240] Klapsch W, Tschauner C, Graf R. Kostendämpfung durch die generelle sonographische Hüftvorsorgeuntersuchung. Monatsschr Kinderheilkd 1991; 139: 141–143
[241] Klapsch W, Tschauner C, Graf R. Sonographisches Neugeborenenhüftscreening. Z Orthop 1992; 130: 512–514
[242] Klapsch W, Tschauner C. Kongenitale Hüftdysplasie – Entwicklung der stationären Behandlungskosten – Vergleich der Jahre 1977 bis 1979 zu 1986 bis 1988. Orthop Praxis 1993; 29: 248–251
[243] Köse N, Omeroğlu H, Ozyurt B et al. Our three-year experience with an ultrasonographic hip screening program conducted in infants at 3 to 4 weeks of age. Acta Orthop Traumatol Turc 2006; 40: 285–290
[244] Kohler G, Hell AK. Experiences in diagnosis and treatment of hip dislocation and dysplasia in populations screened by the ultrasound method of Graf. Swiss Med Wkly 2003; 133: 484–487
[245] Kokavec M, Makai F, Maresch P. Present status of screening and prevention of developmental dysplasia of the hip in the Slovak Republic. J Pediatr Orthop B 2003; 12: 106–108
[246] Konermann W, Gruber G, Tschauner C, Hrsg. Die Hüftreifungsstörung. Darmstadt: Steinkopff; 1999
[247] von Kries R, Ihme N, Oberle D et al. Effect of ultrasound screening on the rate of first operative procedures for developmental hip dysplasia in Germany. Lancet 2003; 362 (9 399): 1883–1887
[248] Krikler SJ, Dwyer NS. Comparison of results of two approaches to hip screening in infants. J Bone Joint Surg Br 1992; 74-B: 701–703
[249] Krismer M, Klestil T, Morscher M et al. The effect of ultrasonographic screening on the incidence of DDH. Int Orthop (SICOT) 1993; 20: 80–82
[250] Krolo I, Visković K, Kozić S et al. The advancement in the early diagnostics of developmental hip dysplasia in infants – the role of ultrasound screening. Coll Antropol 2003; 27: 627–634

## 14.2 Leitura Adicional

[251] Landauer F, Dorn U. Die orthopädietechnischen Möglichkeiten bei der Behandlung der Hüftdysplasie. MOT 2005; 125: 39–42
[252] Lauen J, Hofem R. Pediatric sonography. Orthopäde 2006; 35: 596–599
[253] Lehmann HP, Hinton R, Morello P et al. Developmental dysplasia of the hip practice guideline: technical report. Committee on quality improvement, and subcommittee on developmental dysplasia of the hip. Pediatrics 2000; 105: 57
[254] Lennox IAC, McLauchlan J, Murali R. Failures of screening and managment of congenital dislocation of the hip. J Bone Joint Surg Br 1993; 75-B: 72–75
[255] Lorenz A. Die sogenannte angeborene Hüftverrenkung. Stuttgart: Enke; 1920
[256] Macnicol MF. Results of a 25-year screening programme for neonatal hip instability. J Bone Joint Surg Br 1990; 72-B: 1057–1060
[257] Marks DS, Clegg J, Al-Chalabi AN. Routine ultrasound screening for neonatal hip instability. J Bone Joint Surg Br 1994; 76-B: 534–538
[258] Matthiessen HD. Das Problem der „endogenen" Dysplasie. In: Tschauner C, Hrsg. Die Hüfte. Stuttgart: Enke; 1997: 45– 57
[259] Matthiessen HD. Wachstum, Reifung und Dynamik im Säuglingshüftpfannendach – experimentelle Untersuchungen an Wachstumsfugen. In: Konermann W, Gruber G, Tschauner C, Hrsg. Hüftreifungsstörung. Darmstadt: Steinkopff; 1999: 37–89
[260] Mau H. Sekundäre Abflachungen der Hüftpfannen bei Kindern. Z Orthop 1988; 126: 377–386
[261] Melzer C. Nutzen und Gefahren der Sonographie des Säuglingshüftgelenkes. Pädiatr Prax 1989; 38: 101–109
[262] Melzer C, Sniezynski R. Langzeitergebnisse der offenen Reposition der angeborenen Hüftluxation. Stuttgart: Thieme; 1993
[263] Merk H, Mahlfeld K, Wissel H et al. The congenital dislocation of the hip joint in ultrasound examination – frequency, diagnosis and treatment. Klin Padiatr 1999; 211: 18–21
[264] Mittelmeier H. Behandlung der Hüftdysplasie mit der „Aktiv"-Spreizhose und neueren Modifikationen. Med Orth Tech 1988; 108: 42–46
[265] Müller DM. Die Diagnostik der Hüftgelenksdysplasie in Österreich – eine Effizienzbetrachtung des Ultraschallscreenings der Neugeborenenhüfte [Dissertation]. Freiburg: Universität Freiburg im Breisgau; 1995
[266] Müller W, Lercher K, DeVaney TTJ et al. Untersuchungsfehler durch Schallkopfkippung bei der Hüftsonographie nach Graf. Ultraschall Med 2001; 22: 48–54
[267] Munkhuu B, Essig S, Renchinnyam E et al. Incidence and treatment of developmental hip dysplasia in mongolia: a prospective cohort study. PLoS One 2013; 8: e79 427
[268] Myles JW. Secondary screening for congenital displacement of the hip. J Bone Joint Surg Br 1990; 72-B: 326–327
[269] Neidel J, Tönnis D. Perzentil-Graphiken für die Dokumentation des Pfannendachwinkels bei Kindern und Jugendlichen. Z Orthop 1994; 132: 512–515
[270] Nelitz M, Reichel H. Konservative Behandlung der Hüftreifungsstörung. Orthopäde 2008; 37 (6): 550, 552–555
[271] Niethard FU, Günther KP, von Kries R et al. Klinisches und sonographisches Screening der Säuglingshüfte. Dtsch Ärztebl 2000; 23: A1593–A1599
[272] Nimityongskul P, Hudgens RA, Anderson LD et al. Ultrasonography in the managment of developmental dysplasia of the hip (DDH). J Pediatr Orthop 1995; 15: 741–746
[273] Ortolani M. Congenital hip dysplasia in the light of early and very early diagnosis. Clin Orthop 1976; 119: 6–10
[274] O'Sullivan ME, O'Brien T. Acetabular dysplasia presenting as developmental dislocation of the hip. J Pediatr Orthop 1994; 14: 13–15
[275] Palmen K. Prevention of congenital dislocation of the hip. Acta Orthop Scand 1984; 55 (Suppl. 208): 1–107
[276] Paranjape M, Cziger A, Katz K. Ossification of femoral head: normal sonographic standards. J Pediatr Orthoped 2002; 22 (2): 217–218
[277] Parsch K, de Pellegrin M. Ruolo dell'ecografia nella diagnosi precoce della displasia e lussazione congenita d'anca Rivista italiana di ortopedia e traumatologia. Pediatrica 1989; 5: 183–188
[278] Partenheimer A, Scheler-Hofmann, M, Lange J. et al. Populationsbasierte Studie zu Prädispositionsverfahren und Häufigkeit der Hüftgelenksdysplasie. Ultraschall in Med 2006; 27: 364–367
[279] Pauer M, Rossak K, Meilchen I. Hüftscreening der Neugeborenen. Z Orthop 1988; 126: 260–265
[280] Pearse MF, Perez J, Eyre-Brook A et al. The long term results of treated congenital dislocation of the hip. J Bone Joint Surg Br 1994; 76-B (Suppl. II & III): 144
[281] Pfeil J, Niethard FU, Barthel S. Klinische und sonographische Untersuchung der Säuglingshüfte: eine prospektive Studie. Z Orthop 1988; 126: 629–636
[282] Portinaro NMA, Matthews SJE, Benson MKD. The acetabular notch in hip dysplasia. J Bone Joint Surg Br 1994; 76-B: 271–273
[283] Portinaro NMA, Boniforti FG, Hubble MJ et al. Normal anatomy of the hip joint at birth. Hip Int 1999; 9 (2): 99–103
[284] Portinaro NMA, Case RD, Gargan MF. Pathological anatomy of developmental dysplasia of the hip joint. Hip Int 1999; 9 (3): 158–162
[285] Portinaro NMA, Murray DW, Benson MKD. Microanatomy of the acetabular cavity and its relation to growth. J Bone Joint Surg Br 2001; 83-B: 377–383
[286] Poul J, Bajerova J, Sommernitz M et al. Early diagnosis of congenital dislocation of the hip. J Bone Joint Surg Br 1992; 74-B: 695–700
[287] Puhan MA, Woolacott N, Kleijnen J et al. Observational studies on ultrasound screening for DDH in newborns – a systematic review. Ultraschall Med 2003; 24: 377–382
[288] Roovers EA, Boere-Boonekamp MM, Geertsma TSA et al. Ultrasonographic screening for DDH in infants – reproducibility of assessments made by radiographers. J Bone Joint Surg Br 2003; 85-B: 726–730
[289] Roovers EA, Boere-Boonekamp MM, Castelein RM et al. Effectiveness of ultrasound screening for developmental dysplasia of the hip. Arch Dis Child Fetal Neonatal Ed 2005; 90: 25–30
[290] Roovers EA, Boere-Boonekamp MM, Mostert AK et al. The natural history of developmental dysplasia of the hip: sonographic findings in infants of 1–3 months of age. J Pediatr Orthop B 2005; 14: 325–330
[291] von Rosen S. Early diagnosis and treatment of congenital dislocation of the hip joint. Acta Orthop Scand 1956; 26: 136–140
[292] Rosenberg N, Bialik V. The effectiveness of combined clinical-sonographic screening in the treatment of neonatal hip instability. Eur J Ultrasound 2002; 15: 55–60
[293] Rosendahl K, Markestad T, Lie RT. Ultrasound screening for developmental dysplasia of the hip in the neonate: the effect on treatment rate and prevalence of late cases. Pediatrics 1994; 94 (1): 47–52

[294] Rott HD. Ultraschall in der Medizin: biologische Wirkung und Sicherheitsaspekte. Dtsch Ärztebl 1984; 81: 1071–1077

[295] Rühmann O, Lazovic D, Schmolke S. Sonographisch kontrolliertes Behandlungskonzept bei kongenitaler Hüftdysplasie. Orthop Prax 1998; 4: 219–220

[296] Sachers P. Kongenitale Hüftdysplasie: Alpha-Normalverteilung und Geschlechtsdifferenz. Pädiatr Prax 1994; 48: 331–334

[297] Saito S, Kuroki Y, Ohgiya H et al. A comparative study of Xrays, ultrasonograms and arthrograms of infants with congenital dislocation of the hip. J Bone Joint Surg Br 1994; 76-B (Suppl. 1): 30

[298] Saito S, Kuroki Y, Ohgiya H et al. Long-term study of developmental dysplasia of the hip treatment by Pavlik harness in Japan (Abstract). J Pediatr Orthop 1995; 15: 837

[299] Schilt M, Joller R. Die sonographische Diagnose der angeborenen Hüftdysplasie und -luxation. Schweiz Ärzteztg 1996; 17: 701–705

[300] Schilt M. Optimaler Zeitpunkt des Hüftsonographie-Screenings. Ultraschall Med 2001; 22: 39–47

[301] Schilt M. Die angeborene Hüftluxation – ein heikles Problem der Therapie. Orthop Prax 2004; 40: 317–320

[302] Schilt M. Frühzeitiges Hüftsonographie-Screening – nur eine Vermehrung der Kontrollen und Kosten. Orthop Prax 2004; 40: 321–324

[303] Schilt M. Hüftsonographie-Screening bei Neugeborenen. Schweiz Rundschau Med Prax 2004; 93: 597–614

[304] Schleberger R, Lenz G, Jantea C et al. Späte Hüftluxation – Behandlungsergebnisse von 1193 Hüften in der abgeschwächten Beuge-Spreizstellung (Hanausekposition). Z Orthop 1996; 134: 44–50

[305] Schlepckow P. Vergleichende sonographische und röntgenologische Beurteilung der Hüftdysplasie im 2. Lebenshalbjahr. Pädiatr Prax 1990; 41: 479–485

[306] Schüle B, Wissel H, Neumann W et al. Verlaufskontrollen von Hüftbefunden im sonographischen Neugeborenenscreening. Ultraschall Med 1999; 20: 161–164

[307] Schuler P. Erste Erfahrungen mit der Ultraschalluntersuchung von Säuglingshüftgelenken. Orthop Praxis 1983; 19: 761–770

[308] Schuler P. Die sonographische Differenzierung der Hüftreifungsstörungen. Orthop Praxis 1984; 20: 218–227

[309] Schuler P, Rossak K. Sonographische Verlaufskontrollen von Hüftreifungsstörungen. Z Orthop 1984; 122: 136–141

[310] Schuler P. Möglichkeiten der sonographischen Hüftuntersuchung. Ultraschall 1987; 8: 9–13

[311] Schuler P, Feltes E, Griss P. Ist die Hüftsonographie als Screeninguntersuchung sinnvoll. RöFo 1988; 148 (3): 319–321

[312] Schwend RM, Schoenecker P, Richards BS et al. Pediatric Orthopaedic Society of North America: Screening the newborn for developmental dysplasia of the hip: Now what do we do? J Pediatr Orthop 2007; 27 (6): 607–610

[313] Sellier T, Mutschler B. Erfahrungen und Ergebnisse mit dem sonographischen Hüftscreening von 555 Neugeborenen. In: Frank W, Eyb R, Hrsg. Sonographie in der Orthopädie. Wien: Springer; 1988: 103–109

[314] Shipman SA, Helfand M, Moyer VA et al. Screening for developmental dysplasia of the hip: a systematic literature review for the US Preventive Services Task Force. Pediatr 2006; 117 (3): 557–576

[315] Stein V, Merck H, Weickert H. Neugeborenen-Hüftscreening mit Hilfe der Sonographie. Beitr Orthop Traumatol 1988; 35: 137–143

[316] Stiegler H, Hafner E, Schuchter K et al. A sonographic study of perinatal hip development: from 34 weeks of gestation to 6 weeks of age. J Pediatr Orthop B 2003; 12-B: 365–368

[317] Suzuki S. Ultrasound and the Pavlik harness in CDH. J Bone Joint Surg Br 1993; 75-B: 483–487

[318] Suzuki S. Reduction of CDH by the Pavlik harness. J Bone Joint Surg Br 1994; 76-B: 460–462

[319] Suzuki S, Kashiwagi N, Kasahara Y et al. Avascular necrosis and the Pavlik harness. J Bone Joint Surg Br 1996; 78-B: 631–635

[320] Swarup I, Penny CL, Dodwell ER. Developmental dysplasia of the hip: an update on diagnosis and management from birth to 6 months. Curr Opin Pediatr 2018; 30 (1): 84–92

[321] Sylkin NN. Die Tendenzen der Pfannenentwicklung von konservativ behandelten Luxationshüften bei Femurkopfnekrose. Z Orthop 1991; 129: 492–499

[322] Taylor GR, Clarke NMP. Monitoring the treatment of developmental dysplasia of the hip the Pavlik harness the role of ultrasound. J Bone Joint Surg Br 1997; 79-B: 719–723

[323] Teanby DN, Paton RW. Ultrasound screening for congenital dislocation of the hip: a limited targeted programme. J Pediatr Orthop 1994; 17: 202–204

[324] Teanby DN, Paton RW. Ultrasound screening of the hip for CDH: a comparison of two methods. J Bone Joint Surg Br 1997; 76-B

[325] Tegnander A, Terjesen T, Bredland T et al. Incidence of latediagnosed hip dysplasia after different screening methods in newborns. J Pediatr Orthop 1994; 3-B: 86–88

[326] Terjesen T, Bredland T, Berg V. Ultrasound for hip assessment in the newborn. J Bone Joint Surg Br 1989; 71-B: 767–773

[327] Terjesen T. Femoral head coverage evaluated by ultrasonography in infants and children. Mapfre Med 1992; 3 (Suppl. I): 41

[328] Terjesen T, Holen KJ, Tegnander A. Hip abnormalities detected by ultrasound in clinically normal newborn infants. J Bone Joint Surg Br 1996; 78-B: 636–640

[329] Tessari L, De Pellegrin M. Criterio morfologico o funzionale nella valutazione dell'anca neonatale. Giorn Ital Ortop Traumatol 1992; 18: 541–547

[330] Tessari L, De Pellegrin M. Il ruolo dell'ecografia nella displasia congenita dell'anca. Med Paziente 1992; 18: 36–38

[331] Thallinger C, Pospischill R, Ganger R et al. Long-term results

[332] of a nationwide general ultrasound screening system for developmental disorders of the hip: the Austrian hip screening program. J Child Orthop 2014; 8 (1): 3–10

[333] Tönnis D. Frühdiagnose der angeborenen Hüftluxation durch Ultraschalluntersuchung. Dtsch Med Wochenschr 1985; 110: 881–882

[334] Tönnis D, Storch K, Ulbrich H. Results of newborn screening for CDH with and without sonography and correlation of risk factors. J Pediatr Orthop 1990; 10: 145–152

[335] Tönnis D. Röntgenuntersuchung und Arthrographie des Hüftgelenks im Kleinkindesalter. Orthopäde 1997; 26: 49–58

[336] Tönnis D. Vergleichende Untersuchungen zur Wirksamkeit von Orthesen und Gipsverbänden bei Hüftdysplasie – Multicenterstudie des Arbeitskreises Hüftdysplasie der DGOT. In: Konermann W, Gruber G, Tschauner C, Hrsg. Die Hüftreifungsstörung. Darmstadt: Steinkopff; 1999: 370–400

[337] Tönnis D. Diagnostik und Behandlung der Hüftdysplasie – wo liegt das Optimum? Orthop Praxis 2004; 40: 309–316

## 14.2 Leitura Adicional

[338] Tomà P, Valle M, Rossi U et al. Paediatric hip-ultrasound screening for developmental dysplasia of the hip: a review. Eur J Ultrasound 2001; 14: 45–55
[339] Tredwell SJ. Economic evaluation of neonatal screening for congenital dislocation of the hip. J Pediatr Orthop 1990; 10: 327–330
[340] Tschauner C. Diagnosi precoce di displasia dell'anca mediante ecografia. Apparato Locomotore 1989; 3: 7–20
[341] Tschauner C. Die Bedeutung des Ultraschallscreenings von Hüftreifungsstörungen im Rahmen der Vorsorgemedizin. Prakt Arzt 1990; 44: 776–778
[342] Tschauner C. Earliest diagnosis of congenital dislocation of the hip by ultrasonography. Historical background and present state of Graf's method. Acta Orthop Belg 1990; 56: 65–77
[343] Tschauner C, Klapsch W, Graf R. Wandel der Behandlungsstrategien und Behandlungsergebnisse im Zeitalter des sonographischen Neugeborenenscreenings. Orthop Praxis 1990; 26: 693–698
[344] Tschauner C, Klapsch W, Graf R. Ermöglicht das sonographische Neugeborenescreening merkbar bessere Behandlungsergebnisse? – Vergleich der Jahre 1982 und 1987. Orthop Praxis 1991; 27: 351–352
[345] Tschauner C, Klapsch W, Graf R. 10 Jahre Sonographie der Säuglingshüfte – Fortschritte in der Behandlung sonographisch instabiler und dezentrierter Hüftgelenke. In: Walser J, Haselbach H, Brandtner W, Hrsg. Ultraschalldiagnostik '90. Berlin: Springer; 1991: 299–302
[346] Tschauner C, Klapsch W, Graf R. Läßt sich die Rate der Hüftkopfnekrosen durch ein sonographisches Screening beeinflussen? In: Stuhler T, Hrsg. Hüftkopfnekrose. Berlin: Springer; 1991: 235–240
[347] Tschauner C, Graf R. Sonographische Diagnostik von Hüftreifungsstörungen – derzeitiger Stand und Zukunftsperspektiven. Pädiatr Pädol 1992; 27: A19–A22
[348] Tschauner C. Der spontane Verlauf der Pfannendachentwicklung. In: Schilt M, Hrsg. Angeborene Hüftdysplasie und -luxation vom Neugeborenen bis zum Erwachsenen. Zürich: SGUMB-SVUPP-Eigenverlag; 1993: 85–89
[349] Tschauner C. Optimierte Behandlungsergebnisse nach Frühesttherapie aufgrund der sonographischen Neugeborenenvorsorge. In: Schilt M, Hrsg. Angeborene Hüftdysplasie und -luxation vom Neugeborenen bis zum Erwachsenen. Zürich: SGUMB-SVUPP-Eigenverlag; 1993: 105–113
[350] Tschauner C, Klapsch W, Graf R. Einfluß der sonographischen Neugeborenenhüftvorsorge auf die Hüftkopfnekroserate und die Rate an operativen Interventionen. Orthopäde 1993; 22: 268–276
[351] Tschauner C. Möglichkeiten und Grenzen der Sonographie bei Hüftreifungsstörungen. Sozialpädiatr Kinderärztl Praxis 1996; 18: 335–336
[352] Tschauner C. Sonographiegesteuerte Behandlung von Hüftreifungsstörungen – biomechanische Grundlagen und praktische Konsequenzen. Med Orth Tech 2001; 121: 40–46
[353] Tschauner C, Fodor G, Pittschieler K. La terapia ecoguidata dell'anca displasica neonatale. Man Ecograf Pediatr 2007; 1742–1747
[354] van Douveren FQMP, Pruijs HEH, Sakkers RJB et al. Ultrasound in the management of the position of the femoral head during the treatment in a spica cast after reduction of hip dislocation in DDH. J Bone Joint Surg Br 2003; 85-B: 117–120
[355] van Moppes FI, de Jong RO. Experience using sonography for infant hip dysplasia after Graf's method. JBR-BTR 1986; 69: 247–257
[356] Vedantam R, Bell MJ. Dynamic ultrasound assessment for monitoring of treatment of congenital dislocation of the hip. J Pediatr Orthop 1995; 15: 725–728
[357] Walpert J, Stock T, von Deimling U et al. Zur Meßgenauigkeit der maschinell unterstützten Hüfttypbestimmung beim sonographischen Hüftscreening des Neugeborenen. Orthop Prax 1998; 4: 215–218
[358] Wenger DR, Lee CS, Kolman B. Derotational femoral shortening for developmental dislocation of the hip: special indication and results in the child younger than 2 years. J Pediatr Orthop 1995; 15: 768–779
[359] Wirth T, Stratmann L, Hinrichs F. Evolution of late presenting developmental dysplasia of the hip and associated surgical procedures after 14 years of neonatal ultrasound screening. J Bone Joint Surg Br 2004; 86-B: 585–589
[360] Woolacott NF, Puhan MA, Steurer J et al. Ultrasonography in screening for developmental dysplasia of the hip in newborns: systematic review. Br Med J 2005; 330: 1413
[361] Yawn BP, Mabry IR, Ko S. Ultrasonography in the assessment of developmental dysplasia of the hip. Am Fam Phys 2006; 74: 1284–1285
[362] Zenios M, Wilson B, Galasko CSB. The effect of selective ultrasound screening on late presenting DDH. J Pediatr Orthop B 2000; 9: 244–247
[363] Ziegler J, Thielemann F, Mayer-Athenstaedt C et al. Natürlicher Verlauf von Hüftreifungsstörungen und Hüftdysplasie. Eine Metaanalyse publizierter Literatur. Orthopäde 2008; 37 (6): 515–516

# Índice Remissivo

## A
Abdução 110
  ajuste da profundidade
    da cabeça 110
Acetábulo 36
  secundário 43
Ajuste
  da imagem 20
  de profundidade da cabeça 110
Ampliação 21
Andar claudicante 12
Ângulo
  cartilaginoso 71, 78, 125
    tipos de quadril 95
  ósseo 71, 78
    articulação do quadril 81
    tipos de quadril 95
  α 71, 78-79
    tipos de quadril 81, 95
  β 71, 78
    tipos de quadril 95
Artefato
  de difração 19
  de refração 19
Artéria ligamentar da cabeça 36
Articulação do quadril
  embrionário 24
  desenvolvimento 24
  sonograficamente instável 99
  Tipo D 85, 95
  Tipo I 82, 95
  Tipo II 85
  Tipo IIa 81, 95
  Tipo IIb 85, 95
  Tipo IIc 85, 95
  Tipo III 88
  Tipo IIIa 88, 95
  Tipo IIIb 89, 95
  Tipo IV 89, 95
  Tipos 122
Artrografia 13
Assimetria de pregas 12
  erros de medição 71
  fontes de erro 66, 103
Avaliação
  congruente 96
  metrológica 96

## B
Base do trocânter 27
Bebês prematuros 106
Borda óssea 75
  artrografia 13
  definição incorreta 106
  identificação 48-49
  inferior do ílio 49
    delineamento 73
    erros de medição 71
    marcação 52
  representação 53
  testes de usabilidade 121
Botão de congelamento 20

## C
Cabeça femoral 50
  ajuste de profundidade 110
  apresentação 30
  descentralizada 45
  desenvolvimento 26
  geometria 31
  hialina 34
  identificação 46, 120
  óssea 85
  planos de corte com cabeça
    femoral luxada 54
  porcentagem 16
  proporções 123
  redução 108-109
  reposicionada 44
Cancelamento de som 76
Cápsula articular 33
  artrografia 13
  coxim gorduroso 39
  identificação 120
Catálogo de formação 119
Cavidade articular 42-43
  encaixe muito pequeno 116
  patologia 42
*Checklist* I/II 21, 49, 54, 58
  catálogo de formação 120-121
  conclusões 94
Chicote elástico 99-100, 126
Colo do fêmur
  desenvolvimento 26
  representação 26
Concavidade/convexidade 48
Conceito de tratamento 114
Conformidade
  falta de 117
Coxim gorduroso 39
Critérios
  formais de imagem, 21
  metodológicos de imagem 21
Curva de maturação 79, 81
  conduta terapêutica 107

## D
Dados do paciente 94
Defeito da área da borda 73-74, 85
Descentralização
  risco 85
Descrição dos diagnósticos 94
Desvios, 54
Diagnóstico
  da ultrassonografia do quadril 94
  excessivo 69
  inicial da descentralização do
    quadril 116
  por ultrassonografia 13
    técnicas de exame 16
    triagem seletiva 17
    precoce 114
    tardio 117
Direção 24
  caudocranial 70
  craniocaudal 70
  dorsoventral 67
  oblíqua 67
  reta 69
  ventrodorsal 24, 67
Displasia de desenvolvimento do
  quadril 44
Displasia do quadril 116
  termo 103
Distúrbio da maturação do quadril
  diagnóstico clínico 12
  na idade neonatal 115
  problemática 16
  radiografias 16
  termo 103
  triagem 17
Distúrbio estrutural 93
Documentação 21
  diretrizes de 21

## E
Eco(s)
  de soma 39-40
  vermiformes 30
Ecogenicidade 39
Efeito piezoelétrico 14
Efusão da articulação do quadril 30
Equipamento 60
Erro(s)
  de inclinação 67, 104, 127
    caudocraniana 104
  de medição
    linha do teto cartilaginoso 75
    linha do teto acetabular 71
  de identificação anatômica 105
Espaço articular 34
Estrutura da cartilagem
  da coluna 44
Exame de estresse 98-99
  dinâmico 98, 109
  execução 98
  medição da instabilidade 88
Exceções 54
Exercícios 129
Extensão 12
Extração de imagem da articulação
  do quadril
  direita 64
  esquerda 66
Extremidade coxal proximal do
  fêmur patológica 26-28

# Índice Remissivo

## F

Facies lunata 36, 42
Faixas etárias 79
Fase(s)
  de redução 108
  de retenção 109
  de tratamento 107, 114
Fator tempo 59
Fêmur cartilaginoso 24
Fenômeno
  da meia-lua 29, 31-32
  de deslizamento 98
  do clique seco 12
Fibrócitos 45
Fixação da criança pelo
  acompanhante 63
Formas da área da borda 96
Fossa acetabular 36
  estruturas anatômicas 56
  visualização 36
  ecos 54
  planos de secção 50
Fossa glútea 50
Fóvea central 36, 73, 105
Frequências 20
Frouxidão capsular 101

## G

Gel de exame 20
Gerenciamento e orientação do
  acompanhante 61
Gesso
  de agachamento sentado 110, 111
  de Lorenz 111

## H

Hipócrates 12
Hipomóclio 42

## I

Idade
  de maturação do quadril 106
  do paciente
    negligência 106
    tipos de quadril 95
Identificação
  anatômica 120
  erros de 105
Incisão coronal 24
Incisura acetabular 36
Inclinação
  na direção caudocraniana 69
  na direção craniocaudal 69
  na direção dorsoventral 67
  na direção ventrodorsal 67
Incongruência fisiológica 99
Instabilidade 126
  clínica 98
  ultrassonográfica 98
Interlúdio 66

Interrupção (parada) de
  crescimento 44, 126
Intervalos de controle 118

## L

Lábio acetabular 24, 34
  artrografia 13
  defeito 47
  definição 47
  deslocado cranialmente 45
  fibras colágenas 42
  identificação 39, 46-47, 120
  ponto de referência 51
  teste de usabilidade 121
Lâmina líquida 34
Ligamento
  da cabeça femoral 37
  isquiofemoral 39-40
  transverso acetabular 36
Limbus 38
Limite cartilagem-osso 26-27
  formas possíveis do curso 29
  identificação 46, 120
  paliçadas acústicas 29
Limite de idade 106
Linha(s)
  de base 74, 75, 124
    definição 74
    problemas 74
  de base auxiliar 74
  de Hilgenreiner 31
  de medição 77, 124
    definição 71
  de teto cartilaginoso 75, 76-77, 124
    definição 75
    erro de medição 75
  do teto acetabular 72, 77, 124
    definição 71
    erros de medição 71
Listras
  arqueadas 34
  profundidade
    de penetração 20
  paralelas 34
Luxação
  alterações morfológicas 42
  histológicas 44
  termo 103
Luxação de quadril
  bilateral 116
  congênito
    diagnóstico por
      ultrassonografia 14
    diagnósticos radiográficos 13
    exame clínico 12
    frequência 12
    histórico 12
    início do tratamento 12
    ressonância magnética (RM) 13
  patologia 43

## M

Medição do ângulo
  de anterversão 24
Mesa de troca 60
Método
  Graf 16
  Harcke 16
  Suzuki 16
  Terjesen 16
Micromovimentos 108
Músculo
  glúteo 26
  reto femoral 39-40

## N

Neolimbo 43
Nomenclatura 103
Núcleo da cabeça femoral 30-31
  determinando o tamanho 31
  erro de diagnóstico 31
  limitação do método
    de exame 33
  peculiaridades
    ultrassonográficas 31

## O

Onda de pulso 36
Ordem incorreta do exame 104
Orifício de pericôndrio 39
Órtese
  abdutora superior 112
  de maturação 111
Ossificação 31
  do eixo 24
  endocondral da epífise 31
Osteoblastos 31
Osteoide 31

## P

Padrão
  de relatório 122
  ultrassonográfico 122
    formal 122
Pais
  falta de adesão 117
  gerenciamento/orientação 61
Paliçada acústica 28-29
Paraboloide de Pascal 31
Parede do ílio 38
Parto prematuro 106
Pericôndrio 34
  artrografia 13
  proximal 40-41
Período de exame muito longo 104
Placa de crescimento 45
Plano-padrão 49
Planos de corte
  correção 64
  dorsal 51
  exceções e desvios 54
  médio 51
  ventral 51

Ponto
  hipomóclio 42
  Z 74
Pós-maturação 111
Pós-ossificação 92-93, 94, 123
Posição
  de Lorenz 24
  do dedo 63
  espontânea 61
  incorreta da mão e do transdutor
    da pessoa acompanhante 67
    do examinador 63
  para o exame 61
    extração da imagem 63
    sentado-agachamento 111
Potencial de crescimento 118
Prega sinovial 34
  identificação 46, 120
Princípio de tratamento 107
Processo
  de escaneamento 62
  de luxação 42
    histologia 44
Projeção anatômica 21

R

Radiografias 13
  comparação incorreta 106
  diferença de tempo 31
Realocação da criança 65
Recesso 46
Reflexo de interface 34-35
Resolução 20
Ressonância magnética 13
Restrição de movimento 12, 108
Rotação
  externa 60
  interna 61
  pélvica 50

S

Salto de eco 73
*Scanner*
  em tempo real 19
  linear 19
  setorial 19
  trapezoidal 19
  tipos 19
Seção frontal 24
Sequência-padrão 47
  identificação 120
Silhueta ilíaca 51
  alongada 58
  em forma de calha 54

plano de corte 52
  descrição 94, 123
Sinal
  de Barlow 12, 98
  de Ortolani 12, 98
  de Rosen 12
Síndromes do impacto 81
Sinusoides vasculares 30
Sistema de medição angular 71
Sombra acústica 27
Sonômetro 79, 125
Subluxação 93
  termo 103
Suspensório de Pavlik 116

T

Tala de flexão do quadril de
  Tübinger 116
Tarefas 129
Tecido
  adiposo 36, 73, 90
  conjuntivo 24
  vazio 90
Técnica
  de exame
    recomendação 59
    vantagens 59
  de medição 71, 124
  de varredura 59
    catálogo de formação 128
    posicionamento correto 62
    posicionamento incorreto 62
    mnemônico 65
Tendão reto 40
Terapia
  controlada por
    ultrassonografia 107
  de início tardio 117
  escolha inadequada do agente
    terapêutico 117
  falha na 116
  fase de
    maturação 111
    preparação 108
    reposicionamento 108
    retenção 109
  objetivos 107
  recém-nascido 114
Teste(s)
  de estresse 88
  de usabilidade 49, 52, 121
Teto acetabular
  área média 53
  artrografia 13

cartilaginoso 38, 42
  deformado 45
  identificação 47
  estrutura 38
  histologia 44
  limite 38
  planos de secção 50
Tipos de quadril 81, 95
  especificação final 96
  instabilidade 101
  erros de diferenciação 105
Transdutor trapezoidal 19
Transformação de condrócitos 45
Triagem 17
  neonatal do quadril 114
Trocânter maior 26

U

Ultrassonografia de quadril
  abordagem tática 46, 58
  características especiais 103
  configurações do dispositivo 20
  documentação 21
  equipamento 20, 60
  fontes de erro 103
  frequências 20
  história 14
  identificação das estruturas
    anatômicas 46
  limite de idade 106
  pilares 119
  posição de exame 61
  posicionamento 60, 62
  preparações 60
  *scanner* 19
  *status* atual 15
  técnica 19
    de exame 16
    de varredura 59
  termos 103
  tipos de quadril 81
  triagem 15, 17

V

Vasos sanguíneos 30
Verificação de plausibilidade 96
Vulnerabilidades relacionadas com
  a organização 66

Z

Zona
  anular e central 30
  de compressão 45
  de crescimento 44